D1677902

sprangsrade verlag

Die Impfentscheidung

Ansichten, Überlegungen und Informationen
– vor jeglicher Ausführung!

Dr. Friedrich P. Graf

Verfasser:
Dr. Friedrich P. Graf
Lütjenburger Straße 3
24306 Plön

Erstauflage 7-2007
Printed in Germany.

2013 by sprangsrade verlag
D-24326 Ascheberg
Telefon 0 45 26 - 38 07 03
Telefax 0 45 26 - 38 07 04
www.sprangsrade.de

Buchgestaltung: Josefine Graf, Kiel
Satz und Druck: DruckZentrum, Neumünster

ISBN: 978-3-934048-07-2

Die Impfentscheidung

Ansichten, Überlegungen und Informationen
– vor jeglicher Ausführung!

Dr. Friedrich P. Graf

Die nachfolgenden Ausführungen beruhen auf Beobachtungen und Erfahrungen aus der Anamnesearbeit mit Kranken sowie aus der Begleitung von Schwangeren und ihren heranwachsenden Kindern. Ausgehend von dem üblichen Impfkonzept verfolge ich seit mehr als 30 Jahren andere wie hier aufgezeigte Alternativen und möchte diese den nach eigenen Entscheidungen suchenden Eltern aufzeigen.

Seien Sie darauf vorbereitet, dass die Impfangelegenheiten unwissenschaftlich diskutiert werden, denn niemand weiß genau, was sich nach einer Injektion im menschlichen Körper abspielt. Eine Umkehrbarkeit der Spritze gibt es leider nicht.

– 1. Auflage 1995
– 2. vollständig überarbeitete und aktualisierte Auflage 5-2003
– 3. vollständig überarbeitete und aktualisierte Auflage 7-2007
– 4. vollständig überarbeitete und aktualisierte Auflage 1-2010
– 5. vollständig überarbeitete und aktualisierte Auflage 11-2013

1. Vorbemerkungen

Diese Ihnen hier vorliegende Schrift wäre nicht notwendig, jede Diskussion über „dafür" und „dagegen" entbehrlich, wenn denn die Verantwortlichen der Impfempfehlungen mit der gebotenen Sorgfalt und Neutralität dafür gesorgt hätten, **Langzeitstudien** einzurichten, die zweifelsfrei die Folgen der Impfungen zu klären vermochten. Dabei **ginge es um die Auswirkungen der Impfungen auf gesunde Menschen im Vergleich zu vollständig ungeimpften Personen!** Es gibt in jedem Land genügend Menschen, die Impfungen aus unterschiedlichen Gründen ablehnen. Diese Gruppe stünde also zur Verfügung! **Solche Studien wurden und werden nicht durchgeführt!** Das ist nicht zu akzeptieren! Übliche heute vorgelegte Studien sind Vergleiche von geimpften zu noch mehr geimpften Personen. Diese Ergebnisse sind nicht verwertbar, sind irreführend und ethisch bedenklich. In den seltenen Fällen von eher ungewollten Untersuchungen von ungeimpft gegen geimpft waren die Ergebnisse stets ungünstig für die geimpfte Gruppe (1, 2)! Das fordert zu mehr Nachprüfungen auf!

Ziel der Impfungen ist die Verhinderung von Krankheiten. Aber was werden Sie dazu sagen, wenn zwar die erregerspezifische Krankheit nicht erscheint, aber neue, andere und chronische Probleme auftreten, die Sie ohne die Impfung kaum bekommen hätten? Oder: Was nützt Ihnen die Eliminierung eines Bakteriums einer Hirnhautentzündung durch eine wiederholte Impfung, wenn danach ein anderer Erreger die gleiche schwere Krankheit und dann noch häufiger bei Ihnen oder bei Ihrem Kind auslöst?

Die Impfdiskussion wird emotional geführt, weil die Medizin die Klärung entscheidender Fragen der Verträglichkeit von Impfungen unterlässt und vieles von dem Geschehen im geimpften Menschen einfach nicht versteht und schlicht nicht weiß. Es gibt keine wissenschaftliche Beweisbarkeit von Wirkung und Schaden im Impfling. Es wird einfach vom Fortschritt geredet, den die Medizin historisch hervorgebracht habe. Dafür geben sich einige Professoren her, setzen ihre Reputation ein, beschwören Erfolge und behaupten Unschädlichkeit, obgleich der Krankenstand nach Impfungen erschreckend und dauerhaft ist. Todesfälle kommen vor. Die Impfaufforderer scheuen sich heute trotzdem nicht, bei ihren Patienten **Angst** vor Krankheiten auszulösen, damit man sich Impfungen gefallen lasse. Das ist unwürdig für Mediziner, die eher Hoffnung und Zuversicht in die Abwehrkraft ihres Patienten verbreiten sollten.

In der Praxis lernt man sehr schnell zu begreifen, dass Ungeimpfte durchweg gesund bleiben und Geimpfte zu Patienten werden. Ich frage mich heute nach der 20sten Impfeinführung, der HPV-Impfung, wie lange es noch dauern wird, wie viele Impfungen noch aufgedrängt werden müssen, bis eingesehen wird, dass mit Impfungen Krankheiten gefördert und Gesundheit nachhaltig gestört werden. Was kommt, nachdem umfassend geimpft wurde? Wie lösen wir anschließend unsere chronisch gewordenen Störungen, an deren Ende immer häufiger das Krebsdrama steht? Sicherlich nicht mit neuen Impfungen, wie heute in Aussicht gestellt wird.

Es gibt ein großes Interesse an dem Impfgeschäft und an der systematischen Verletzung gesunder Menschen, die heute die besten Voraussetzungen haben, sich eine impffreie, unbeeinträchtigte Gesundheit zu leisten. Noch nie ging es den Staaten, die Impfungen entwickeln, wirtschaftlich so gut wie heute. Der allgemeine Wohlstand ist die beste Voraussetzung für niedrigen Krankenstand und gegen ernste Epidemien. Nur: das Geld für Impfungen und andere pharmazeutische Produkte ist hier vorhanden. Darauf haben es die global player wie die Pharmafirmen abgesehen. Ob wir diese Produkte annehmen, muss jeder für sich entscheiden. Noch haben wir die garantierte Freiwilligkeit, Impfungen und Arzneikonsum abzulehnen und Alternativen zu nutzen.

Ob es sich impffrei besser leben lässt, muss genauso Gegenstand von Untersuchungen sein! Interne Umfragen bei völlig Ungeimpften von 2001 bis 2006 (3) zeigen einen anderen günstigeren Gesundheitszustand der Unbeschadeten, als es heute im Vergleich zu den jeweiligen Altersgruppen zu erwarten wäre. Diese Beobachtungen kann ich aus der Praxis bestätigen. Nur vorstellen kann es sich heute kaum mehr jemand, ein völlig impffreies Leben zu führen. Dazu bedarf es großer Anstrengungen, gegen die Werbung, gegen den ärztlichen Rat, gegen die politischen Empfehlungen und gegen Eltern, Freunde und Nachbarn immun zu werden. Aber die allgemeine Widerstandskraft beginnt im Geist und setzt sich ganzheitlich und vorteilhaft für das Leben durch. Nur Mut!

2. Impfungen allgemein

sind heute 2014 noch als Injektionen **Körperverletzungen,** für die Sie als Eltern oder Selbstbetroffene eine Einwilligung geben müssen. Aber Voraussetzungen für Entscheidungen sind Aufklärung und Diskussion über **Pro** und **Kontra:** Was spricht **für** und was **gegen** die Impfmaßnahme.

Die „Vorteile", das „Pro" werden intensivst verbreitet durch

- die **Firmen,** die Impfstoffe herstellen und „Aufklärungsmaterial" verteilen,

- die **Ärzteschaft,** die überwiegend null Toleranz für die Impfablehnung erkennen lässt, aber kaum die Zeit für notwendige und ausgewogene Aufklärungen hat

- die **Krankenkassen,** die Aufforderungen zum Impfen an ihre Mitglieder versenden,

- die **Apotheken,** die in ihren Schaufenstern und in der Apothekerzeitung unverhohlen für die Impfungen werben

- die **Sozialeinrichtungen,** die Impfungen wie gesetzlich vorgeschrieben einfordern

- die **Gesundheitsämter,** die mit den Schuluntersuchungen den Eltern ins Gewissen reden wollen, dass Kinder zu impfen seien

- viele **Politiker,** die ähnlich wie Wissenschaftler mit Beraterverträgen Positionen der Pharmafirmen vertreten und durch

- die **Medien** wie **Zeitungen, Zeitschriften,** durch das **Fernsehen** und über **Internet.** Viele Jahre lief die populäre Sendung „Aktion Sorgenkind", in welcher als Show der Zusammenhang zwischen Behinderung durch die Kinderlähmung und die Verhinderung durch Impfungen beworben wurde: „Schluckimpfung ist süß - Polio ist grausam"! In den Fernsehmagazinen erscheinen wiederholt regelrechte Propagandasendungen zu den Vorteilen der Impfungen einschließlich den Verunglimpfungen der Kritiker. Impfbefürwortende Ärzte werden in solchen Sendungen ausführlich zu Wort und Stellungnahmen gebeten, Impfkritiker werden hingegen mit empörenden Einzelsätzen eingestreut, obgleich stundenlange Interviews vorausgegangen sind! Das habe ich selbst erfahren quer durch alle Fernsehsender.

Regelmäßig werden Impfangelegenheiten aktualisiert, in Kampagnen wieder in das Bewusstsein der Bevölkerung gerückt, wie (2003) unter dem Eindruck eines drohenden aber eher virtuellen terroristischen Angriffs mit Pockenviren. Zum ersten Mal ist dabei öffentlich von hohen Risiken durch diese Pocken-Impfung gesprochen worden, dass in Deutschland mit 400 Toten und noch mehr Gehirngeschädigten durch die nationale Pockenimpfaktion zu rechnen wäre. Das müsse in Kauf genommen werden, handele es sich doch um eine häufig tödlich ausgehende Erkrankung! In wirtschaftlich magerer Zeit leistete sich die deutsche Bundesregierung die Anschaffung von Pockenimpfdosen für die gesamte Gesellschaft. Das scheint allgemein als notwendige Maßnahme akzeptiert zu sein (4).

Vergleichbar wurde 2006 eine „Vogel-Grippe-Hysterie" entfacht, die das Kürzel „H5N1" bekannt machte. Es drohe eine neue Pandemie mit vergleichbar hohen Sterberaten wie bei der spanischen Grippe 1918, obgleich heute völlig andere Bedingungen vorliegen. Wieder wurden millionenschwere Ausgaben nicht gescheut, um für mindestens 20% der Bevölkerung Medikamente anzuschaffen und einzulagern, die mehr als zweifelhaft in der Wirkung sind und bald verfallen waren. Das Heil liege wieder in einer Impfung, wenn man denn wüsste, wie das menschenfeindliche Virus wohl aussehe. Diese Angstkampagne steigerte zwar effektiv die saisonale Rate an Grippeimpfungen, die aber für die angekündigte Epidemie keinen Schutz hätten geben können. Am Ende war es nur ein Sturm im Wasserglas. Doch das Impfthema war wieder „in". Prompt wurden danach 2006-2007 drei neue Impfungen eingeführt, die zudem unverschämt teuer und mehr als zweifelhaft im Anliegen sind (die HPV-, Meningokokken-, Pneumokokkenimpfungen).

Der einzelne Mensch als Mitglied dieser Gesellschaft, in der bevorzugten und „reichen Ersten Welt" muss bei dieser Einheitlichkeit zwangsläufig den Eindruck gewinnen, mit der Impfmaßnahme an dem „Segen dieser Medizin" teilhaben zu können. Er erfährt, dass die **Impfungen**

- die großen Seuchen der Vergangenheit zurückgedrängt haben sollen

- dem Kinde „Schutz" geben würden

- „natürlich" seien, weil sie in abgeschwächter Weise die Abwehr im Körper auf Gefahren vorbereiten, die eigentliche Krankheit imitieren und dadurch verhindern würden

- sehr „gut verträglich", d.h. „nebenwirkungsarm" seien (Belegt wird diese Behauptung mit dem Hinweis auf anerkannte Impfschäden, die bei den Gesundheitsämtern registriert worden seien. Diese stünden gegen „Millionen" von verhinderten Krankheiten.)

- „billig" seien im Gegensatz zu den Kosten, die durch die verhinderten Erkrankungsfälle verursacht worden wären

- „sozial" seien, weil jeder, der teilnehme, sich daran beteilige, den „Rückfall" in Seuchen zu verhindern, und so den Nachbarn mit schütze

- den „Fortschritt" schlechthin bedeuten! Denn den zähen Kampf um einen Impfstoff gegen die Vogelgrippe, gegen AIDS, Malaria oder Scharlach verfolgt die gesamte Mediengesellschaft regelmäßig über die Nachrichten

- als die „eigentlich einzige wirksame Vorsorge" angepriesen werden. So könne heute bereits manche Krebserkrankung durch Impfungen verhindert werden.

- von Experten geprüft und beurteilt werden, bevor diese Impfungen in Deutschland zugelassen werden (Paul Ehrlich Institut). Darauf könne man sich verlassen. „Weise Professoren" (in Deutschland in der STIKO = ständige Impfkommission mit Sitz im Robert-Koch-Institut, Berlin) seien die medizinisch „kompetenten" Stimmen in Deutschland, auf die sich alle am Impfgeschäft Beteiligten berufen können.

Wie kann hier noch Zweifel aufkommen? Der Laie kann (und soll auch) gar nicht die komplizierten Sachverhalte bei Impfungen verstehen. Was hier medizinisch „gut" und „Vorsorge" für ihn ist, wurde längst entschieden. Es braucht dann nur noch etwas „Druck", um alle in das Impfprogramm einzubeziehen:

Wie selbstverständlich werden schon seit einigen Generationen und weiterhin die Impftermine „anerzogen". Die Eltern mahnen ihre Tochter, wenn diese ein Kind bekommt! Immerhin leben wir heute noch in dem Bewusstsein der gesetzlichen Pockenimpfungspflicht (2. und 12. Lebensjahr), die in Deutschland von Bismarck (1874) eingeführt und erst einhundert Jahre später (1976) abgeschafft wurde. Seither gibt es keinen gesetzlichen Zwang, **keine** Vorschriften mehr in **Deutschland** zur Teilnahme an Impfungen. Diese sind allesamt (noch) **freiwillig!!!**

Trotzdem bedrängte der Kinderarzt bis 1998 schon eine Woche nach der Geburt die damit überforderte Mutter, ihr Kind gegen Tuberkulose (BCG) impfen zu lassen (seit 1999 hoffentlich nicht mehr). Alle wollen ja nur das Beste für das Kind.

Die regelmäßigen Basis-("Vorsorge")-Untersuchungen (U 1-U 10) mit ausgehändigtem gelbem Kinderbegleitheft mahnen die Mutter zu regelmäßigen Arztbesuchen, bei denen die Impfungen geschehen. Nebenbei wird die Mutter befragt, ob denn ihr Impfschutz noch ausreiche, der nun bequem erneuert werden könne. Zwischenzeitlich (und auch später wiederholt) flattern Postkarten vom Gesundheitsamt, von der Krankenkasse, vom Hausarzt oder Kinderarzt herein, dass die Eltern die Impfungen nicht vergessen mögen. Mit Bonussystemen ködern heute deutsche Krankenkassen ihre Mitglieder für die Vorsorgeuntersuchungen, bei denen die Impfungen geschehen sollen. Wer in Zukunft nicht daran teilnehme, müsse mit finanziellen Nachteilen rechnen, so der Tenor neuerer Gesetzgebung im Gesundheitswesen.

Beim Eintritt in den Kindergarten muss vorher eine ärztliche Bescheinigung eingeholt werden, dass das Kind frei ist von ansteckenden Krankheiten, für andere keine Gefahr bedeutet und „durchgeimpft" ist. Dieser gelbe Meldebogen fragt fast nur noch nach dem Impfstatus.

Mit der Einschulung schaltet sich wieder das Gesundheitsamt ein, überprüft den Impfausweis und „frischt" gegebenenfalls auf bzw. verweist sofort zum Kinderarzt. Der Schularzt kommt öfter und kontrolliert den Impfkalender.

Vor Klassenfahrten oder Freizeiten sind es Lehrer oder andere Pädagogen, die Forderungen nach Impfungen stellen und mit Ausschluss drohen, wenn der Impfstatus nicht aktualisiert wird. Immer mehr Nichtmediziner übernehmen hier Kontrollfunktion.

Ein Schüleraustausch kann unmöglich werden und schlicht an der Impffrage scheitern.

Beim Eintritt in die Lehre, in die Hochschule oder in die Bundeswehr sind weitere Impfkontrollen eingeplant. **Die Freiwilligkeit wird zur planmäßigen Nötigung.** Impfkritik wird bagatellisiert. Reaktionen auf Impfungen seien zufällige Zweiterkrankungen, die in keinem Zusammenhang stehen. Impfgegner werden als abenteuerliche Exoten, nicht wissende Ignoranten oder gemeingefährliche Saboteure gedemütigt.

Mit Fragen und großen Zweifeln erhoben sich bisher nur die Stimmen betroffener impfgeschädigter Eltern und die von Selbsthilfegruppen wie EFI Deutschland oder die von medizinischen „Außenseitern". Jeder Zweifel wird rasch und wortgewaltig im Keim erstickt (drohende Impfmüdigkeit!). Notfalls hilft ein Bild aus dem medizinischen Lehrbuch von Kinderlähmung, oder der Kinderarzt erzählt von einem Fall von Masernhirnentzündung, den er in der Ausbildung erlebt hat, um den Eltern Angst einzujagen und diese dankbar und willig werden zu lassen. Er berichtet nicht von den letzten toten Säuglingen nach der Sechsfachimpfung. Fehlt immer noch die Impfbereitschaft, erfolgt die Behandlungsverweigerung. Es liegt Eltern fern, sich Ärger mit ihrem Arzt einzuhandeln. Die junge Mutter möchte den Kinderarzt als Vertrauten gewinnen. Aber hier geschieht es: Es kommen beim Arzt Empörung und Missstimmung auf, wenn Fragen und Bedenken geäußert werden. Schließlich werden den irritierten Eltern zur „Aufklärung" Schriften der Impfindustrie überreicht, die einhellig den angeblichen Nutzen und die Harmlosigkeit der Impfungen herausstellen.

Im Verletzungsfall kann jederzeit eine chirurgische Ambulanz aufgesucht werden. Man muss sich dieses inzwischen gut überlegen, denn bevor man sich dort der Wunde zuwendet, wird der Tetanus-Impfschutz (Wundstarrkrampf) überprüft. In der Eile nach dem Unfall wird regelmäßig der Impfpass - sofern einer existiert - vergessen. Üblicherweise wird sogleich nach STIKO-Vorschrift simultan geimpft: in die eine Gesäßhälfte Tetanus-Aktiv-Impfstoff, in die andere Tetanus-Passiv-Impfstoff, ob es nun nötig ist oder nicht. Und da Sie nun so impfbereit oder unentschlossen wirken, kombiniert man diese Gabe gleich mit Diphtherie- und anderen Impfstoffen. Seit Jahren kommt es in ganz Deutschland (82 Millionen Einwohner) zu maximal 20 Tetanus-Erkrankungen im Jahr, obgleich nur circa 40% der Bevölkerung einen offiziell ausreichenden „Impfschutz" haben. Durch zu viele Tetanus-Impfungen sind bereits unüberschaubar viele Schäden angerichtet worden, denen wenig Aufmerksamkeit gewidmet wird.

Es bleibt also festzuhalten, dass es einen entschiedenen gesellschaftlichen Druck und moralischen Zwang gibt, sich Impfungen gefallen zu lassen. Dabei überraschen die Empfindlichkeit von Ärzten auf Nachfragen und Kritik, die geringe Bereitschaft zu eingehender Aufklärung, die Ablehnung des Ratsuchenden allein bei Andeutung von Skepsis und schließlich die fehlende Akzeptanz einer entschlossenen Haltung gegen eine Impfung zu irgendeinem Zeitpunkt oder Anlass. Dabei wird in der Medizin stets und bei jedem Eingriff verlangt, ausführlich aufzuklären und den freien Selbstentscheid herbeizuführen. Der §1 der ärztlichen Berufsordnung fordert von den Ärzten unmissverständlich: *„Der Arzt hat das Selbstbestimmungsrecht des Patienten zu achten"*.

Der Umgang mit diesen heiklen Impfpräparaten ist erschreckend kritiklos. Dabei weiß **niemand**, was **nach** der Injektion im Detail geschieht. Gewünschte Effekte werden statistisch belegt, unerwünschte verdrängt, verschwiegen, zerredet, ausgeredet oder in seltenen Fällen mit zu eindeutigen Schädigungen gemeldet. Einen Eindruck von den in Aussicht stehenden Möglichkeiten, unerwünscht auf eine Impfung zu reagieren, erhalten Sie in dem „Waschzettel", der dem Impfpräparat beigelegt werden muss. Lassen Sie sich diesen aushändigen und diskutieren Sie die gemachten Angaben. Die Firmen müssen alle realen Gefahren und Beobachtungen auflisten.

Impfungen werden als mögliche krankheitsauslösende Faktoren gar nicht erst in Studien einbezogen. Wer in eine internistische Notaufnahme kommt, wird ganz sicher nicht nach seinem Impfpass gefragt. Dabei könnten die vorliegenden Herzrhythmusstörungen ohne weiteres durch die gerade durchgeführte Grippe-Impfung entstanden sein. Das, so ist der allgemeine Eindruck, will man weder wissen noch verfolgen. Der Impfpass ist nur von Interesse, wenn man Ihnen Wiederholungen oder neue Impfungen zumuten möchte.

Nur wer konsequent **alle** Impfungen bereits bei Säuglingen zurückstellt, kann überblicken, wie diese Injektionen Persönlichkeiten und Lebenswege verändern. Diese Übersicht geht den meisten Kinderärzten verloren, ihre „Normalität" ist heute eine andere. Mit dem Rückhalt des kinderärztlichen Berufsverbandes werden rigide die Eltern bearbeitet und als verantwortungslos beschimpft, wenn sie sich eine eigene Meinung oder Bedenkzeit leisten!

3. Woher kommt der Zweifel an den Impfungen?

Wie kommt nun bei dieser „bewährten" medizinischen Errungenschaft, an der so verbissen und nahezu kritiklos festgehalten wird, Zweifel auf? Warum erheben sich immer mehr warnende Gegenstimmen? Wieso nimmt die Impfskepsis in der Bevölkerung zu, wenn doch (fast) alle medizinischen Einrichtungen im Lande einstimmig Sinn und Notwendigkeit anpreisen?

Die ersten Beobachtungen, die Eltern oder ein medizinisch Unkundiger unschwer nach Impfungen feststellen können, sind, dass Impfungen definitiv krank machen:

Die Einstichstelle schmerzt, entzündet sich bisweilen, Unwohlsein und grippeähnliche Beschwerden können bald auftreten. Der Schlaf des Säuglings wird unruhig, noch nie gehörtes schrilles Aufschreien kommt vor. Der Säugling kann tageweise benommen wirken, schlechter trinken oder anhaltend schreien. Die Haut rötet sich, juckt, das Kind kratzt sich nachts in der Bettwärme. Durchfälle treten auf, die die Afterregion wund machen. Nach einer Woche denkt die Mutter immer weniger daran, dass die Impfung schuld sein könnte.

Nach der ersten Auffrischung wiederholen und häufen sich diese allgemeinen Beschwerden. Vielfach bricht nun eine regelrechte hochfieberhafte Erkrankung aus. Die Nase läuft andauernd und verstopft leicht nachts im Liegen. Der Schlaf wird noch unruhiger. Heftige Schmerzen mit Schreien und Unruhe führen zum Kinderarztbesuch. Sehr häufig stellt dieser eine Mittelohrentzündung fest und händigt ein Rezept über Nasentropfen, schleimlösende Wirkstoffe und Antibiotika (z.B. Penicillin) aus, denn - so vernehmen die Eltern - hier drohen nun Gefahren für das Kind bezüglich Hörfähigkeit und Ausbreitungsgefahr zum Gehirn hin. Oder der als akuter Infekt gedeutete Krankheitsverlauf greift auf die Luftröhre über, führt zu zähem Husten mit Luftnot, Enge und Schlaflosigkeit. Im Kehlkopf wird die Lautbildung krächzig, die Atmung geräuschvoll. Auch hierfür und bei anhaltendem Fieber und Unwohlsein des Kindes gibt es schleimlösende, bronchial- (atemwegs-) erweiternde und fiebersenkende Medikamente und häufig noch das Antibiotikum dazu.

Diese Mutter und ihr Kind sind von nun ab häufig gesehene Patienten des Kinderarztes, denn die Infekte wiederholen sich nach gleichem

Muster fortlaufend. Es liegt nun viel an den Eltern, wie lange und wie oft sie diese Arzneien bei den sich wiederholenden Nase-Ohr-Bronchien-Erkrankungen geben, oder ob sie „hinter dem Rücken" des Kinderarztes andere naturheilkundliche Methoden der Großmutter, des Heilpraktikers, des Alternativarztes oder einfach des Rat gebenden Naturheilbuches anwenden.

Eine andere Variante im Erleben der Eltern nach Impfungen ist das Aufbrechen von Hautekzemen, verteilt über den ganzen Körper, die rasch und lapidar als Neurodermitis diagnostiziert werden; diese sei „erblich", so wird behauptet.

Dann beginnt eine Odyssee für die Eltern, denn der das Kind quälende Juckreiz und die grausamen Nächte zwingen sie zum Handeln. Beim Kinder- oder Hautarzt erhalten sie Salben, mit denen sie die großen Areale in wiederholten Prozeduren einreiben. Zuerst harmlose Fettsalben, die von der Haut scheinbar in Unmengen aufgesogen werden, dann antientzündliche Wirkstoffe in Salbenform, und dennoch müssen sie resignierend feststellen, dass eine Heilung nicht in Sicht ist. Im Gegenteil erhalten sie vom Kinderarzt Tabletten zur Beruhigung des Kindes und zur Dämpfung des Juckreizes. Weil alles nicht richtig nützt, halten sie irgendwann Kortison-Salben in den Händen. Diese wirken überraschend gut. Doch nach geraumer Zeit kehren alle Erscheinungen auf die Haut zurück, umfangreicher und heftiger denn je zuvor. Die Verzweiflung wächst, und Heilung ist nicht in Sicht! Es hat sich zum Leidwesen der hier erfolglosen Ärzte unter Patienten herumgesprochen, dass Kortison ein „Teufelszeug" ist. Daher wenden sich spätestens jetzt die Eltern vom Kinderarzt ab und interessieren sich für andere Behandlungsweisen.

Ein neuer Markt hat sich etabliert: Der erste Weg führt meistens zu einer Austestung von Nahrungsstoffen, und das Kind muss Diäten durchführen wegen offensichtlicher Unverträglichkeiten (meistens Verzicht auf Milch, Ei und Weizenprodukte). Danach sollen sie eine Stuhlprobe abgeben und erfahren nach geraumer Zeit, dass das Kind einen „Pilz" im Darm habe. Nun werden neue Medikamente für die „Darmsanierung" einschließlich Pilzvernichtungsmittel gegeben. Kurzfristig erleben die Eltern eine Besserung ihres Kindes, sie schöpfen Mut und besuchen zu einer Kontrolluntersuchung den Kinderarzt. Dieser mahnt die nächste Impfserie an, und trotz Einwänden der Eltern wegen der labilen Hautsituation verabreicht er diese mit bagatellisierendem Kommentar. Wie oft erschrecken danach die Eltern, weil ihre Probleme mit dem Kind unversehens wieder aufbrechen. Der Kinderarzt hat den zweifelhaften Rückhalt seiner Fachkollegen, dass Impfungen an diesem Hautgeschehen unbeteiligt seien, auch wenn die Eltern ganz andere Beobachtungen machen. Der zeitliche Abstand zwischen der Impfinjektion und dem Auftreten von Krankheitszeichen beim Kind ist auch zu **variabel**, als dass zunächst hier eine Gesetzmäßigkeit beobachtet - geschweige denn bewiesen - werden könnte. Und die Krisen zeigen sich häufig erst, wenn die saisonalen Infekte oder seelische Erschütterungen kommen.

Festzuhalten bleibt, dass heute Kinderärzte vom Geldvolumen her nahezu so viele Arzneien verordnen wie Internisten. Die meisten Medikamente werden im 1. Lebensjahr (!) abgegeben. Die Abgabe von Medikamenten steigt mit der Häufigkeit der Arztbesuche, die am Lebensanfang sehr oft geschehen und so missbraucht werden. Dabei sollte der strenge Verzicht von Arzneiabgaben an Kinder gelten. Nur der Bedarf ist offensichtlich groß.

Zweifel kommt eigentlich immer den Eltern, die mehrere Kinder versorgen und die „normale" Krankheitskarriere ihrer ersten Kinder zu hinterfragen beginnen. Ab dem dritten Kind werden die Impfdaten nachlässiger wahrgenommen, später begonnen, Wiederholungen ausgesetzt und neue Beobachtungen gemacht: Unerwartet gedeihen diese Kinder besser, sind seltener krank und seltener beim Arzt. Häufig bleiben dann das vierte oder fünfte Kind völlig ungeimpft, und es fällt den Eltern wie Schuppen von den Augen, was sie anfangs ihren Kindern zugemutet haben. Aber welche Eltern können heute mit diesen Erfahrungen lernen, wer bekommt noch mehr als drei Kinder?

4. Der Impfkalender

Impfungen sind Präparationen von Bakterien oder Viren, die dem Menschen (und auch Tier) zu einer vereinbarten Zeit **gespritzt** (Ausnahmen: die alte Polio-Schluckimpfung und die orale Rotavirusimpfung) werden, um eine Auseinandersetzung mit diesen Krankheiten zu erzwingen. Gewünscht wird, dass das „Fremde" (Antigen) bekannt wird (Antikörperbildung im Menschen), damit ein Schutz (Immungedächtnis) vorhanden ist, wenn es zu dem Krankheitskontakt kommen sollte. **Ohne jeden Zweifel ist dieses Vorgehen allein in dieser Absicht krankmachend!**

Die erste Impfung geht auf Edward Jenner (1749-1823) zurück, der 1796 Absonderungen von an Pocken erkrankten Kühen entnahm und in Wunden auf Menschen übertrug mit dem Erfolg, dass nach Überstehen dieser Ansteckung keine Pockenerkrankung mehr eintrat. Später (um 1890) war es dann Robert Koch, der nach Entdeckung des Tuberkel-Bazillus (des Erregers der Tuberkulose) diesen in abgetöteter Form zu Impfzwecken einsetzte. Edward Jenner verlor seinen Sohn 21-jährig mit Hirnschaden, ausgelöst durch die auch an ihm angewandte Pockenimpfung. Robert Koch schadete vielen Tuberkulose-Infizierten mit seiner Impfung schon zu seinen Lebzeiten, sodass wir von beiden Pionieren der Medizin deren eigene große Zweifel an ihren Entdeckungen mit überliefert bekamen. Aber die Entwicklung ging wie ein „Siegeszug" voran und findet ihren (noch lange nicht erreichten) Höhepunkt heute (2014, Empfehlungen der STIKO, Robert-Koch-Institut, Berlin) in folgendem Impfzeitplan:

- Hepatitis B Aktivimpfung **nach der Geburt**, wenn die Mutter keinen Eintrag über die Antikörperuntersuchung in ihrem Mutterpass hat (obgleich es heute Schnelltests gibt, um das reale Risiko zu klären) plus eine Hepatitis B-Passivimpfung (Globuline).

- in der **6. Lebenswoche** die orale Rotavirusimpfung (soll je nach Hersteller 1x oder 2x wiederholt werden)

- im **3. Monat** (=1. Tag der neunten Woche, also im Alter von 2 Monaten) eine 6-fach Impfung DTPertPolHiBHepB (=Diphtherie, Tetanus, Pertussis (Keuchhusten), Polio (Kinderlähmung), Hämophilus influenza Typ B (ein Bakterium), Hepatitis B, zusätzlich eine 7. Impfung gegen Pneumokokken (ein Bakterium)

- im **4. Monat** die 1. Wiederholung der 6-fach Impfung plus 1x Pneumokokken

- im **5. Monat** die 2. Wiederholung als 5-fach Impfung (DTPertPolHiB) ohne HepB , die hier nicht erforderlich ist, zusätzlich plus 1x Pneumokokken.

- im **2. Lebensjahr** die 3. Wiederholung der 6-fach Impfung sowie Pneumokokken und die erste MMRV (Masern, Mumps, Röteln, Windpocken)- Impfung. Weiter erfolgt eine einmalige Meningokokken-Impfung (MnK.).

- im Alter von **6 Jahren** Wiederholung von MMRV und dTPert. (reduzierte Dosis von Diphtherie, nur noch ein Zehntel, da das Kind „fähiger" (immunkompetenter) zur Beantwortung geworden ist)

- im Alter von **10-12 Lebensjahren** Wiederholung von dTPert. und Polio sowie häufig über die Schulen von R (Röteln) bei Mädchen und neu die HPV- (Warzenvirus) Impfung (in Deutschland für Jungen und Mädchen), die 2-mal wiederholt werden soll.

- Polio-, Diphtherie-, Tetanus- und Pertussis Impfungen sollen **alle zehn Jahre** fortlaufend wiederholt werden- bis zum Ende des Lebens.

- im Verletzungsfall soll die Tetanus-Impfung bereits nach 5 Jahren vorgezogen werden.

Weitere Impfungen kommen hinzu:

- gegen „Zeckenhirnhautentzündung" (FSME = Frühsommer-Meningoenzephalitis, durch Zecken übertragene Viruskrankheit. In Österreich ist für alle Kinder nach dem 1. Lebensjahr 3-mal und alle 3 Jahre eine Wiederholung vorgesehen!)

- gegen Grippe (jährlich im Herbst gedacht für Angestellte im medizinischen Bereich, für chronisch Kranke, für über 60 Jährige und für Kleinkinder)

- gegen Tollwut (nach Hunde- und Fledermausbissen).

Bekannt sind die „Reiseimpfungen":

- gegen Hepatitis A (infektiöse Gelbsucht), Tollwut, Gelbfieber, Cholera, Typhus, Japan-Enzephalitis und gegen FSME (von Zecken übertragenes Virus).

Man bedenke: alle Impfungen finden statt, bevor die nächste Generation geboren wird. Es verändert sich das Erbgut!

5. Die Impfpräparate

Impfungen können als echte Ansteckung Infektionen auslösen, wenn **Lebendimpfstoff** gespritzt wird. Das geschieht mit den Virusimpfungen gegen Masern, Mumps, Röteln, Windpocken und Gelbfieber. Eine „Attenuierung" des Impfstoffes besagt nur, dass bei der Vermehrung des Virus Wanderungen beziehungsweise Übertragungen von Nährboden zu Nährboden vorgenommen wurden, um die Vermehrungsfähigkeit (als Virulenz bezeichnet) des Virus abzuschwächen, aber nicht völlig aufzuheben. Diese Viren bauen sich nach der Injektion in die Erbsubstanz der menschlichen Zellkerne ein, verweilen dort und können doch jederzeit wieder aktiv werden, sich vermehren und die Wirtszelle zerstören. Da Masern-, Mumps-, Röteln-, Windpocken- und Gelbfieberviren bevorzugt in die Nervenzellen einwandern, können zeitlebens von diesen Impfviren Schäden im zentralen Nervensystem ausgehen. Durch unkontrollierbare Reize können diese „schlafenden Viren" erwachen und loslegen. Die sicht- oder spürbaren Folgen hängen dann ab von dem Ort und dem Ausmaß der Schäden. Bekanntermaßen können die Wildviren vergleichbare chronische Langzeitschäden auslösen, die „slow virus reactions" genannt werden. Eine typische Schädigungsform dieser Art ist die SSPE (subakut sklerosierende Panencephalitis), die für Masernspätfolgen bekannt ist. Diese seltene, das Gehirn schleichend zerstörende Spätschädigung kommt bei abwehrgestörten Individuen vor. Diese Personen zeigten im Beginn einen eher atypischen, häufig unscheinbaren oder schwach ausgeprägten Akutverlauf. Die Krankheit wurde nicht vollständig überwunden, sondern schwelte chronisch weiter. Genau dieser Verlauf ist charakteristisch für die von vornherein abgeschwächten Impfviren. Es überrascht daher nicht, dass diese unzumutbaren Verlaufsformen wie die SSPE heute gehäufter bei Geimpften beobachtet werden und nicht allein bei den Masernimpfviren, sondern auch nach anderen Lebendvirusimpfungen vorkommen (5). Daher sind Impfungen mit Lebendviren als echte Ansteckung besonders unangenehm und kritischer zu hinterfragen. Theoretisch kann sogar eine Ansteckung von Kontaktpersonen nach der Impfung nicht völlig ausgeschlossen werden, auch wenn diese Gefährdung abgelehnt wird. Inzwischen ist die Übertragbarkeit und Ansteckung von gegen Windpocken geimpften Personen auf ungeimpfte erwiesen. Daraus leitet sich der begründete Verdacht ab, dass auch die abgeschwächten aber vermehrungsfähigen Impfmasernviren die regional begrenzten kleinen, für die Wildviren völlig untypischen „Masernepidemien" auslösen. Heute müssen Eltern von ungeimpften Kindern beachten, dass die mit lebenden Masern-, Mumps-, Röteln- und Windpockenviren geimpften Spielkameraden einige Wochen anstecken können. Echte Ansteckungen gab es über die „alte" Schluckimpfung gegen die Kinderlähmung, die orale Polio Vakzine (OPV), die so alt nun doch nicht ist, wenn man erfährt, dass die US-Amerikaner ihre Restbestände fleißig im Irak und anderen Entwicklungsländern verbreiten. Das Poliovirus, ein Darmvirus, wird mit dem Stuhl ausgeschieden und über Schmierinfektion in der Umgebung verbreitet. Das steigert die Impfrate, nötigt aber unkontrollierbar Immungeschwächten Impfpolioerkrankungen auf. So werden geimpfte Personen zu einer Gefahr für ungeimpfte. Aus diesem Grund haben die Wohlfahrtsstaaten nur noch den Poliototimpfstoff als Injektionsvakzine in Verwendung (IPV).

Der einzige regelmäßig verbreitete bakterielle Lebendimpfstoff war der gegen die Tuberkulose, die BCG-Impfung, dessen Schädlichkeit und Unwirksamkeit bereits in den 70-iger Jahren nachgewiesen wurde. Konsequenterweise wurde danach bis 1998 diese Impfung beendet.

Unter den
Totimpfstoffen werden unterschiedliche Fremdanteile von Erregern eingesetzt. **Vollantigene** sind die jeweiligen vollständigen aber abgetöteten Erreger. Zu dieser Gruppe zählen die Impfungen gegen die Viruskrankheiten FSME, Tollwut, Hepatitis A und die erwähnte IPV gegen Polio. Bei den Bakterienerkrankungen sind es die Impfstoffe gegen die Cholera und gegen Keuchhusten. Hier beschreibt das „z" in der Kennzeichnung der Impfung den Ganzzellcharakter des Antigens (Pert z). Wegen der Häufung von Komplikationen nach dieser Impfung besonders in den USA (25) wurde diese vom Markt genommen und gegen die „azelluläre" (Pert az), reduzierte Form ersetzt. Bei den heute angebotenen Mehrfachimpfungen kann der Impfling nicht überblicken, ob jeweils der zelluläre oder azelluläre Anteil verwendet wird. Für die Impfbefürworter ist es nicht erwiesen, ob es hier Unterschiede und Nachteile in der Wirkung gibt.

Die Belastungen des Abwehrsystems eines Impflings gehen durch Vollantigene über das Erwünschte hinaus. So wird doch angestrebt, das Fremde auf das notwendige Minimum zu reduzieren.

Teilantigene sind molekulare Reduzierungen auf die für das Immunsystem relevanten Anteile der Viren oder Bakterien. Die Hepatitis B Impfung ist ein „modernes" Beispiel für diese Gruppe: Die für die Fremderkennung entscheidenden Moleküle des Hepatitis B Virus werden durch Genmanipulation zur Vermehrung in die Zellkerne von Hefezellen eingeschleust und anschließend zurückgewonnen. Diese Technik erlaubt unbegrenzte Mengenproduktion. Die Firmen sind an die WHO herangetreten und haben erreicht, dass ein Entschluss in diesem Gremium gefasst wurde, die gesamte Weltbevölkerung gegen Hep.B zu impfen.

Auch die neue HPV-Impfung (Humane Papilloma Viren) ist mit der Technik der Genmanipulation entstanden. Hier werden virusähnliche Partikel gespritzt, die eine spezifische Immunreaktion hervorrufen, aber nicht infektiös sind.

Jährlich werden die verschiedenen Antigene einer zu erwartenden Grippeepidemie zusammengestellt und in Form von Hämagglutininen (H) und Neuraminidasen (N) in den „Grippeimpfstoffen" komponiert. Da diese Viren schnelle Veränderungen (durch Mutationen) zeigen, sind diese Präparate häufig erfolglos.

Auf der bakteriellen Seite werden Teilantigene der Erreger gegen die Meningitis von HiB (Hämophilus influenzae Typ B), von Meningokokken und von Pneumokokken verwendet. Die zunehmende Zahl von Impfstoffen gegen Erreger der gleichen Krankheit, der Entzündungen im Gehirn, deutet an, dass hier eine zweifelhafte Strategie verfolgt wird: einen Erreger nach dem anderen auszuschalten in der Hoffnung, dass damit die Häufigkeit dieser schrecklichen Krankheit abnimmt. Die Zahlen besagen, dass trotz dieser Maßnahme die Neuerkrankungen sogar zunehmen, nur mit anderen Bakterien (6). Wenn diese unsinnige Strategie nicht geändert wird, können wir in der Zukunft noch mit einer Reihe weiterer bakterieller Teilantigenimpfungen rechnen, ohne dass sich Erfolge einstellen! Neue häufige Erreger sind hier die Borrelien, die Strepto- und Staphylokokken oder die Darmkeime E. coli.

In Studien der Firmen wird der Erfolg einer Impfung allein mit der deutlichen Abnahme des speziellen Erregers einer Krankheit belegt. Man nennt dies „Surrogatparameter", denn von Erfolgen kann nur gesprochen werden, wenn das Leiden an sich abgenommen hat. Aber das können die Impfungen nicht leisten. Das gelingt nur mit den Verbesserungen der allgemeinen Lebensbedingungen!

Impfantigene		
	Viren	**Bakterien**
Lebend „attenuiert"	Pol oral, MMRV Gelbfieber	BCG, Typh
Vollantigen Totimpfstoff	Pol IPV, Tollwut Hep A, FSME	Pert-Z, Chol
Isolierte Antigene	Hep B (genman) Influenzae	Pert-AZ, HiB, Meningo-, Pneumokokken

Tabelle 1: Die Antigene der Impfpräparate. (Polio oral und Injektionsvakzine (IPV), Masern, Mumps, Röteln, Windpocken, BCG ist die alte Tuberkuloseimpfung, Typhus, Pert-z ist Keuchhusten zellulär oder Ganzkeim, Pert-az ist Keuchhusten mit Erregeranteil, Hepatitis A, Hepatitis B genmanipuliert entwickelt, FSME ist Frühsommermeningoenzephalitis oder Zeckenviren, HiB ist Hämophilus influenzae Typ B)

„Toxoide" , die Antigene der bekanntesten Impfungen gegen Diphtherie (D) und Tetanus (T), dem Wundstarrkrampf, sind seltsame Kreationen: Die Bakterien von D und T sondern Gifte (Toxine) ab, die anschließend „entgiftet" werden. Bei der Herstellung bebrütet man ein Medium mit den jeweiligen Erregern, erwartet dabei nach 4 bis 6 Wochen eine Freisetzung der Toxine, gibt Phenol oder Formalin hinzu, um die Erreger abzutöten und das Gift „unschädlich zu machen" oder „zu entgiften". Es ist unklar, von welcher Qualität die Reaktion des Organismus auf die Einspritzung dieses „Toxoids" ist. Besonders „schützend" kann der Effekt nicht sein, denn diese Impfungen sollen alle 5 bis 10 Jahre wiederholt werden. Wenn nun ein Tetanusfall auftritt, so war dieser Betroffene in der Regel zu irgendeiner Lebenszeit gegen Tetanus bereits geimpft worden, nur, so die Argumentation, nicht häufig genug.

Immer wieder wird als Bestätigung für den Impferfolg auf die **Impftiter** hingewiesen, das sind gemessene Konzentrationen von Antikörpern im Blut der Geimpften spezifisch zu den jeweiligen Antigenen. Dabei handelt es sich um Laborreagenzien, die zum genauen Nachweis geeignet sein sollen. Die Messungen fallen häufig schon von Labor zu Labor unterschiedlich aus. Krankheiten und Impfkontakte hinterlassen Spuren im Blut, die als messbare Antwort des Organismus laborchemisch nachgewiesen werden können. Da der Mensch nach dem Durchmachen von Krankheiten ein Langzeitgedächtnis anlegt, fallen diese Titer völlig normal im Laufe der Zeit unter die Nachweisgrenze, ohne dass damit behauptet werden kann, der Betreffende habe die Krankheit „vergessen". Das „Programm" ist angelegt, bei erneutem Kontakt werden sofort wieder Antikörper hergestellt und in das Blut geschickt. **Daher sind Impftiter allein erfolgreiche Nachweise für den stattgehabten Kontakt mit einer speziellen Fremdangelegenheit, niemals aber Ausdruck für die Höhe eines Abwehrschutzes!** Als solche werden sie aber in der Praxis missbraucht, wenn man den Titer von Tetanus- oder Hepatitis B Antikörpern misst, um zu entscheiden, ob „Schutz" vorliege oder eine Impfwiederholung notwendig sei! Negative Titer bedeuten folglich nicht, dass kein Schutz vorliege, sondern lediglich, dass keine Aussage gemacht werden kann und angenommen wird, dass kein Kontakt stattgefunden habe. Ein positiver Titer gibt da mehr Gewissheit. Dann war aber überraschend, dass an Tetanus ungeimpften Kindern in Mali (Afrika) bei gezielten Untersuchungen deutliche Tetanus-Titer gefunden wurden (7). Das hätte eigentlich nicht sein dürfen, denn der Tetanus hinterlässt keine Immunität, keine schützenden Antikörper. Und die untersuchten Kinder hatten weder die Impfung bekommen noch die Erkrankung, den Tetanus, erlitten. Wie kann das geschehen? Was wird da eigentlich in den Laboren im Blut gemessen? Möglicherweise geben die Laborreaktionen nicht die Antwort, die man sich erwünscht! Was soll aber dann noch diese Impfung bewirken? Eine der vielen Ungereimtheiten im „Impfgeschäft", die einfach hingenommen werden. Immerhin ist die Tetanusimpfung die verbreitetste und häufigste aller heutigen Impfungen, offensichtlich eine überflüssige!

Intensiv wird an einer ganzen Reihe weiterer Impfungen gearbeitet, wie z.B. gegen Scharlach, AIDS, Malaria, Borreliose und gegen weitere Herpeserreger.

Medizinische Zukunft könnte bald eine einmalige Injektion im Alter von drei Monaten sein. Dabei wird ein Impfstoffkomplex (10-fach und mehr) eingespritzt, der über längere Zeit (Monate) nur langsam freigesetzt wird, sodass wiederholte Spritzen und Terminerinnerungen entfallen können - der Traum aller Impfbefürworter!

Oder es werden bald Impfungen „gegessen", wenn es gelingen sollte, über die Technik der Genmanipulation Impfantigene in Tomaten, Kartoffeln oder Bananen einzuschleusen. Das hätte den Vorteil, dass nicht gespritzt werden müsste und keine Zusatzstoffe (Additive) mehr notwendig wären - ein erheblicher Fortschritt! Dennoch würde bleiben, dass der frühzeitige und zweifelhafte Krankheitskontakt planmäßig stattfände. Über die Auswirkungen von genmanipulierten Nahrungsmitteln auf die Gesundheit des Menschen fehlen ebenfalls gesicherte Langzeituntersuchungen.

Die erwähnten Impfungen werden von der STIKO in einem vorgegebenen Zeitplan zur Wiederholung festgelegt. Der Eindruck entsteht: „Wenn ich diese Zeiten nicht einhalte, habe ich keinen „Schutz" oder ein begonnener „Schutz" verschwindet, wenn ich eine Impfung vergesse oder unterlasse". Diese Kommentare sind unsinnig! Jede Impfung kommt an und hinterlässt Spuren und Wirkung. Prinzipiell reicht eine einzige Gabe. Es gibt aber verschiedene Empfänglichkeiten, individuelle Schwankungen in der Reaktion oder einfach Untauglichkeit des Impfstoffes. Nach statistischen Erhebungen ist ein „optimierter" Zeitplan, der bekannte Impfkalender, festgelegt worden, nach dem selbst der in seiner Immunreaktion trägste Teilnehmer erreicht werden soll, wenn der bekannte Zeitplan eingehalten wird. **Das ist der „kommunistische" Aspekt dieses Impfschematismus, bei dem die sensiblen Personen selbstredend zu viel abbekommen und davon Schaden erleiden können.**

Ein weiterer kritischer Aspekt ist hier zu erwähnen: die Wiederholung eines gleichen Präparates im Impfling löst eine Steigerung der Reaktion auf das bereits Bekannte aus. Das nennen die Impfstrategen „Boosterung" oder „Auffrischung". **Das ist aber nichts anderes als eine Allergisierung, ein Überempfindlichwerden!** Mit diesem Begriff bezeichnen wir eine neue Epidemie, die über die Wohlfahrtsstaaten eingebrochen ist. Hier vertragen die Menschen immer weniger an Fremdkontakten in ihrer Umgebung. Die erste größere Heuschnupfenepidemie in der Geschichte der Medizin geschah in London Anfang des 19. Jahrhunderts, nachdem man Jahre zuvor per Dekret die gesamte Stadtbevölkerung gegen Pocken geimpft hatte (8). Das Umland von London war davon nicht betroffen. Heute werden über die Nachrichten Pollenwarnungen ausgesprochen und den Fernsehinformierten weisgemacht, dass diese Substanzen in unserer Luft ihr allergisches Leiden auslösen. Das ist ein großer Irrtum: Pollen oder andere Umweltstoffe modulieren das allergische Krankheitsgeschehen. Die Ursache für das Überreagieren hat aber andere, chronische Wurzeln, die man in der Überreizung von Abwehrsystemen im Menschen suchen muss. Wie verwegen die offizielle Haltung, hier das massive Durchimpfen ganzer Gesellschaften als nicht beteiligt zu erklären, beziehungsweise sich um Studien zu bemühen, die nachweisen sollen, dass Impfungen keine Allergien auslösen!

Die schöne Geschichte von den Antikörpern, die als positive Erscheinungen die negativen Antigene wie plus und minus neutralisieren, scheint in der Realität so einfach nicht abzulaufen. Es bietet sich aber an, dem Unkundigen dieses einprägsame Bild zur Überzeugung anzubieten. Denn sonst müsste der Arzt eingestehen, dass er eben Genaueres auch nicht weiß, und würde damit seine Kompetenz sehr untergraben. **Aber genau dieses Unwissen und die Vortäuschung, alles im Griff zu haben, begleiten das gesamte Impfprogramm.**

Alle Beteiligten an diesem Impfgeschehen berufen sich auf Autoritäten und Gremien, die kraft ihrer Position oder angegebenen Kompetenz das fehlende Wissen „verantworten" und entscheiden, was geht und was nicht geht. Viele der Beisitzer in diesen Gremien, in den USA ist es das CDC, Center for disease control, in Deutschland die STIKO, sind wie Abgesandte der Herstellerfirmen der Impfpräparate anzusehen, da sie in irgendeiner Weise Gelder oder Vorteile von den Pharmafirmen erhalten. Ein erschreckender Mangel an Offenheit oder Ehrlichkeit über diese Verquickung von Interessen, ein Mangel an Transparenz ist zu beklagen. Damit verstoßen Mitglieder der STIKO gegen ihre eigene Satzung, die das verbietet (9). In den USA beteiligen sich ungeniert Ärzte an Impfzulassungsentscheidungen, die gar Anteile am Patent eines zu verhandelnden Impfstoffes besitzen (49). Es ist heute nicht selten und scheinbar auch nicht ungewöhnlich, dass maßgebliche Personen an den Schalthebeln der Macht in anderen Angelegenheiten in Politik, Wirtschaft und auch im Medizinbetrieb finanzielle Zuwendungen erhalten und diese Vorteile immer wieder von den Medien aufgedeckt und bekannt gemacht werden. Nur hier beim Impfthema werden eine krankmachende Massenaktion gegen Gesunde verfolgt und Impfunwillige gar diskriminiert, nur weil sie sich dieser freiwilligen Maßnahme entziehen. Bei der dünnen Beweislage zu der vorgegebenen Unschädlichkeit dieses Impfprogramms und angesichts der nicht unternommenen Vergleichsstudien zu geimpft gegen ungeimpft, kann man meines Erachtens von einer gewissen Skrupellosigkeit vieler Beteiligter sprechen.

Einige Mitglieder, einige der "kompetenten" Professoren der Impfzulassungskommission STIKO, sind mit der Industrie verquickt (9) und entscheiden über erhebliche Kosten, die den Krankenkassen durch die erlassenen Impfempfehlungen und selbstredend auch durch verdeckte oder ungemeldete Impfschäden entstehen. Die Firmen erfreut es. Der Staat und damit der Steuerzahler übernehmen in Deutschland die Kosten für die Schäden, die aus dieser Praxis der Impfempfehlungen durch die STIKO in der Folgezeit entstehen. Da in den USA bei Impfschäden zuvorderst die Firmen belangt werden, die ihrerseits stets bemüht sind, das Kostenrisiko auf den Staat zu übertragen, verlagern diese gern ihre Produktion in Länder wie Deutschland. Durch die Globalisierung können die günstigsten Bedingungen genutzt werden. Andererseits können sie Impfungen, die für ein Land entwickelt wurden, über ihr Firmen- und Beraternetz auch in anderen Ländern unterbringen und auf diesem Weg ihre Umsätze steigern. Jüngste Beispiele waren die neuen Meningokokken - und Pneumokokkenimpfungen, die gegen Serotypen in den USA entwickelt und nun hier von der STIKO „empfohlen" und eingeführt wurden, obgleich uns in Deutschland andere Serotypen mehrheitlich krank machen, die in der Impfung nicht enthalten sind (10). Bis heute sind verspätet die europäischen Serotypen hinzugefügt.

Schließlich nutzen die Firmen ihre finanziellen Möglichkeiten ausgiebig, um ihre Interessen in Ärztegremien und bei Studien zu den Vor- und Nachteilen ihrer Präparate durchzusetzen: Einmal als Geldgeber, denn 3/4 aller wissenschaftlichen Arbeiten werden in Deutschland von den Pharmafirmen bezahlt (11) zum anderen durch Einschleusung firmentreuer Statistiker in die Arbeitsgruppen von Studien, ohne dass diese manipulierenden Mitarbeiter im Autorenkollektiv öffentlich genannt werden (12). Das Geschäft mit der Angst zahlt sich für diese Firmen aus, die genug Einfluss und Geld haben, um über bezahlte Lobbyisten die Politik zu lenken, die weisungsgebundenen Behörden in ihrem Sinne einzusetzen, die Ärzte über Einkommensverbesserungen und bezahlte Fortbildungen bei Laune zu halten, und schließlich den Medien über üppige Werbegelder für Anzeigen und Fernsehspots deutlich aufzuzeigen, wie die Berichterstattung auszusehen hat.

6. Zusatzstoffe in Impfpräparaten, die Additive

Die Impfpräparate im Jahr 2014 sind „schlecht", weil sie immer noch angereichert werden mit **Zusatzstoffen (Additive)**, die eigene Probleme hervorrufen. An diesen Bereicherungen ist ein Impfling nicht interessiert, muss diese jedoch aus unterschiedlichen Gründen hinnehmen. In der Impfdiskussion beim Arzt geht es praktisch nie um diese Anteile. Achselzuckend oder aus Unkenntnis muss hingenommen werden, was angeboten wird.

Additive

- Antibiotika (Gentamycin, Framycetin u.a.)
- Thiomersal (bis 2000) und vereinzelt weiter
- Phenoxiaethanol (vorübergehend)
- Reste von Formaldehyd, Phenol
- Aluminiumionen
- Aminosäuren, Laktulose, Sorbit, Mannit
- Übertragungen aus den Züchtungsmedien
- Squalen
- Nano-Partikel

Tabelle 2: Zusatzstoffe in den Injektionspräparaten.

Alle in der Tabelle 2 erwähnten Zusatzsubstanzen müssen bei jeder Impfung mit Schädigungsgefahren beachtet werden. Diese Beurteilung ist einem Laien kaum möglich und den medizinisch Ausgebildeten unwichtig. Offizielle Stellen wie die ständige Impfkommission in Deutschland (STIKO) bagatellisieren stets Hinweise auf Gefahren durch diese Begleitsubstanzen. Argumentiert wird mit den „geringen Konzentrationen" oder mit Studien und Statistiken, die Harmlosigkeit belegen sollen. Mit jeder Impfwiederholung werden natürlich auch diese Substanzen wiederholt. Damit steigt die **Allergisierung** des Impflings, sofern diese Substanzen für das Abwehrsystem provozierend (=allergisierend) wirken. Das gilt für die Antibiotika, für Thiomersal, für Formaldehyd, für Aluminium, für Squalen und für Begleitsubstanzen aus den Züchtungsmedien wie von Hühnerei oder von anderen tierischen oder zellulären Kulturen. Für das menschliche Immunsystem ist es nicht relevant, wie groß die Menge der eingespritzten Fremdsubstanz ist, um eine ungewünschte Gegenreaktion zu entwickeln. Entscheidend ist die Tatsache, dass in den Blut- und Geweberaum etwas Fremdes eingebracht wird, das da nicht hingehört und unbekannt ist. Da reicht ein Molekül! **Aus diesem Grund ist das Impfen mit Spritzen nicht mit den natürlichen Immunisierungen vergleichbar und von einer völlig anderen, nämlich stets riskanten und krankmachenden Qualität.**

Als ein eindringliches Negativbeispiel kann hier die Hinzufügung von **Squalen** in Impfpräparate gelten. Diese Substanz kommt in natürlicher Weise im Menschen vor und sollte daher für uns neutral bleiben. In der Realität zeigt sich aber, dass der Impfling auf Squalen irritiert mit Entzündungsreaktionen, mit der Bildung von Gegenstoffen (Antikörper) und als Langzeiteffekt mit Angriffen auf körpereigene Strukturen (Autoimmunreaktionen) antwortet. Nur in Tierversuchen ist dieser Vorgang geprüft worden. Eine Injektion genügte, um die Autoantikörperbildung zu demonstrieren (Amer.JPath, 2000, Versuch mit Ratten).

Warum wird Squalen (und Aluminium) in Impfungen verwendet? Für die Zulassung von Impfungen muss der Erfolg durch den Nachweis einer Antikörperbildung nach der Impfung belegt werden. Damit sei erwiesen, so die offizielle Interpretation, dass der Impfling Schutz gegen die Krankheit erworben habe. Es werden sogenannte „Impfverstärker" verwendet (zu denen auch Aluminium zählt), wenn ohne diese Zusätze keine Antikörper mit den Labormethoden nachgewiesen werden können. In den jährlichen Influenza-Impfungen („Grippeimpfung"), in der Schweinegrippeimpfung von 2009 und in einer Milzbrandimpfung (Anthrax), die amerikanischen Soldaten im Irak-Krieg (90/91) verabreicht wurde, fand diese Substanz Verwendung. Squalen verbirgt sich hinter dem Kürzel „AS03" und „MF59" und wird in einer Dosis von 10 mg. pro Injektion gespritzt. Bei amerikanischen Kriegsveteranen von 1990/91 vom persischen Golf musste man sich mit dem mysteriösen „Golf-Krieg-Syndrom" beschäftigen: Es wurde geklagt über Muskel-, Gelenkschmerzen, chronische Müdigkeit, Angst, Depression, Verwirrtheit, Schlafstörungen, Ausschläge und Konzentrationsschwäche. Alle Betroffenen waren im Labortest **Anti-Squalen-Antikörper positiv** (Quelle: http://euro-med.DK).

Bis zum Ende des 20. Jahrhunderts wurde **Thiomersal** als Konservierungsmittel verwendet. Über 50% dieser Substanz besteht aus Quecksilber, welches Gehirnzellen, Erbsubstanz, Abwehrzellen schädigt und Krebs auslösen kann. Thiomersal ist das potenteste Allergen (= allergieauslösend) nach Nickel (13). Auch wenn die Impfbefürworter diverse Studien vorlegen, mit denen bewiesen werden soll, dass Impfungen an der modernen Seuche der Allergiekrankheiten nicht beteiligt seien, so kommt man hier doch ins Grübeln: Seitdem geimpft wird, nehmen die Allergiekrankheiten kontinuierlich zu. Statistik ist das Instrument und Argument der Impfbefürworter, die Impflinge machen dennoch eigene und andere Erfahrungen.

Allergiker dürften eigentlich nicht mehr geimpft werden. Bei der stets zunehmenden Allergierate in unserer Gesellschaft - heute bereits über 50% und bald an die 100% - können die Allergiekranken von Impfungen gar nicht ausgenommen werden, denn dann könnte man alle weiteren Planungen neuer Impfungen gleich sein lassen. Die Impfaktionen zur „Schweinegrippe" in 2009/2010 zeigen, dass wider besserem Wissen erneut das Thiomersal in den Impfstoffen zugelassen wurde, obgleich die Eliminierung von der WHO und den Nationalstaaten beschlossene Sache war. Da es sich um das krebsauslösende Quecksilber handelt, ist dieses Vorgehen nicht zu verstehen und allenfalls als systematische menschenverachtende Planung einzuordnen.

Die Giftigkeit von Quecksilber ist gut erforscht: Es kommt zu Allergiereaktionen, Nerven-, Genschäden und zu der Auslösung von Krebs. Die WHO und die europäische Gesundheitsbehörde forderten einen freiwilligen Verzicht ab 1998. Es ist völlig unverständlich, dass weiterhin mit Quecksilber im Herstellungsprozess von Impfstoffen und noch 2009 in der substanzrelevanten Verwendung als Konservierungsstoff Thiomersal im Schweinegrippe-Impfpräparat Pandemrix® , der in Deutschland verbreitet wurde, hantiert wird. Hier schliefen die Behörden oder saßen mit im Boot.

Aluminiumionen sind bis in die Gegenwart in vielen Einzel- und Mehrfachimpfungen zu finden (13). Diese Substanzen dringen durch jede biologische Membran und bevorzugt in das Gehirn. Wenig ist über das Stoffwechselverhalten dieser Ionen nach Einimpfung bekannt. Übliche Nachweisverfahren (radioaktive Markierungen) gelingen nicht mit Aluminiumionen, da es vor 2007 kein Isotop von Aluminium gab, das länger als eine Sekunde erhalten bleibt. Das reicht nicht für solche Untersuchungen. Seit 2012 steht mit ^{26}Al+ ein Isotop neu zur Verfügung. Bis heute (2014) sind allerdings noch keine Untersuchungen bekannt geworden. Beobachtet und allgemein anerkannt sind die Schädigungen des Gehirns, der Lymphorgane (Langzeitgedächtnis der Abwehr, des T-Lymphsystems), der Knochen, des Herzmuskels und des Blutes. Die häufigsten offiziell erwähnten Komplikationen nach Impfungen sind die Entzündung, Schwellung und Schmerzentwicklung an der Einstichstelle. Diese Störungen wurden lange Zeit als Ausdruck für die Potenz des Präparates angesehen, dass eine klare positive Reaktion mit gutem Impferfolg eintreten und zu erwarten sein werde. So wurde Aluminium als Wirkungsverstärker angesehen. Noch heute wird diese falsche Meinung zu hören sein. Heute wissen wir, dass hier die Giftigkeit der Aluminiumionen das Gewebe schädigt, entzündet und die Nerven irritiert. Längerfristig verbleiben Gewebeverhärtungen (Granulome) als Erinnerung an diese Verletzung, die keinerlei Vorteile haben. Schließlich sammeln sich Aluminiumionen im Gehirn an und verbleiben dort zeitlebens. Aufgrund der entzündungsverursachenden und nervenschädigenden Reaktionen an der Einstichstelle und durch indirekte Hinweise zur Toxikologie von Aluminium beim Menschen (Genaueres siehe in 13 und 57) muss eine fatale Störung durch Aluminiumionen im Zentralnervensystem des Impflings akut wie chronisch angenommen werden. Dazu rechnen wir heute die akute Entzündung des Gehirns, die Nervenzellschädigung, die Störung der Blut-Hirnschranke, die das Gehirn schützt (bedeutsam für das Risiko einer Meningitis), die Beschädigung des Langzeitgedächtnisses (das vom T-Lymphsystem abhängig ist) mit chronischen Folgekrankheiten und Verschlechterungen der allgemeinen Abwehr und schließlich Aluminium als „Baustein" für die Altersdemenz, den Altersschwachsinn. Natürlich ist das unterschiedliche individuelle Schadensmuster und das unübersichtliche Zusammenkommen vieler weiterer Faktoren, die hier die Störung voranbringen, zu berücksichtigen. Eltern sollen bedenken, dass ein Säugling im ersten Lebensjahr sein Gehirn entwickelt, die Nervenreifung auf Hochtouren läuft und eine erhöhte Verletzbarkeit natürlich ist. Es bleibt offen, wie weit ein Kind diese durch Impfungen gesetzten Schäden später ausgleichen kann. Das sieht man in der Regel erst, wenn die Leistung in der Schule abverlangt wird, wenn es mit der Konzentration, mit der Lernfähigkeit und mit der Beweglichkeit aller Glieder nicht so stimmt.

Statistisch und damit offiziell sind es in den Wohlstandsländern nur wenige, die mit den ganz schweren Schäden, mit Gehirnzerstörung oder Tod nach Impfungen auffallen. Das ist in Entwicklungsländern schon anders. Dort verdoppelte 1996 (in Afrika, Guinea-Bissau) die 4-fach Impfung (DTPertPol) die Todesrate der geimpften Kinder gegenüber ungeimpften (2). Aluminium wurde hier für verantwortlich gehalten.

Bei der Beurteilung solch „kleiner" Mengen von unerwünschten Fremdsubstanzen in menschlichen Organismen darf man nicht den Blick für das Ganze und für die Zukunft verlieren. Keiner überblickt das Zusammenwirken mehrerer Gifte im Menschen im Hinblick auf die akuten und die Langzeitauswirkungen im Detail. Es ist aber bekannt, dass von einer **potenzierenden Schadenswirkung** ausgegangen werden muss:

Die negativen Folgen jedes einzelnen Giftes addieren sich nicht einfach, sondern es überbieten sich die Fremdsubstanzen gegenseitig im Schadensmuster an den Organen. In lebenden Organismen wie Tier und Mensch ergibt hier die Rechnung von 1+1 nicht 2 sondern mindestens 100 und mehr (14). So ist für den Erhalt einer langfristig guten Gesundheit jeder Fremdeinfluss kritisch zu bewerten und so manche Bagatellisierung von Umweltgefahren hinfällig, unrealistisch und gefährlich, weil dieses biologische Verhalten nicht berücksichtigt wird, seien es die Auswirkungen von Zahnamalgamen, von Medikamenten, von Röntgenstrahlen, von Kernkraftwerken, von Nahrungszusätzen, von Handys oder von anderen Einflüssen aus der modernen Welt. Dabei ist es nicht unerheblich, wie nah man an der Quelle der Gefahr ist, wie groß der Abstand zwischen Handy und Ohr ist, und im Hinblick auf die Impfung ist durch die Injektion stets die denkbar größte Nähe, die 100-prozentige Aufnahme des Unverträglichen gegeben.

Um einen Eindruck zu vermitteln, was „kleine Dosen" im Menschen anrichten können oder besser wie grob und ähnlich dem Elefanten im Porzellanladen eine Impfinjektion beim Impfling ankommt, möchte ich auf Untersuchungen eines amerikanischen Wissenschaftlers (Prof. W.J. Lukiw, Prof. für Neurowissenschaften State-Uni, New-Orleans 2010 (in 57 S. 116)) hinweisen: Nanomol-Konzentrationen (10 hoch - 9 mol) von

Aluminium-Ionen (Aluminiumphosphat hat eine molare Masse von 122 g./Mol) genügten, um die Expression von neuronalen Genen zu unterdrücken. Das bedeutet, es kommt zu Störungen und Behinderungen der Bereitstellung von Überträgersubstanzen (Neurotransmitter), die für die Nervenleitung an den Synapsen hoch bedeutsam und unverzichtbar sind. In einer einzigen Injektion von Tetanus-, Pneumokokken-, Hepatitis A oder B, FSME- oder Mehrfachfachimpfung sind zwischen 0,2 bis 0,8 mg. (!) Aluminiumphosphat enthalten. Das sind 100.000fach größere Mengen, die in Säuglingen mit verletzbarem und in Entwicklung begriffenem Nervensystem verspritzt werden. Im Ergebnis treten in vielen Fällen Schäden auf, die mit einer normalen kindlichen Entwicklung nicht mehr vereinbar sind (am bekanntesten sind die Narkolepsie, die Schlafsucht und das Müdigkeitssyndrom als kranke Ausdrucksformen). Eine Beweisführung gelingt den Geschädigten bis heute nicht, obgleich diese Schadensursache bereits vermutet wird.

Aluminium ist dem Organismus völlig fremd. Es gibt für diese Substanz keine biologische Funktion. Aluminium ist obligat giftig, weil es im ionisierten Zustand Verbindungspartner festhält und dadurch den Stoffwechsel behindert. Es war und ist der Mensch, der mit sehr hohem Energieaufwand seit Ende des 19. Jahrhunderts Aluminium aus seinem schlafenden bindungsfesten Zustand, dem Bauxit, entreißt und in der Technik einsetzt. Inzwischen ist aber die Ionenform als verbindungsfähiges Element in Medikamenten, in Deodoranzien, in Sonnencremes und Kosmetikas, im Leitungswasser, als Verpackungsmaterial von Lebensmitteln und am verheerendsten in Impfungen angekommen und beschädigt die Pflanzen, die Tiere und den Menschen.

Aluminiumionen sind nach der Injektion für die Schmerzen an der Einstichstelle, für Entzündungen und unzählige Nervenschäden verantwortlich. Makrophagen beladen sich mit diesen Ionen und zirkulieren anschließend im Organismus, werden unsterblich, weil sie keinen Abladeort finden. Die Aluminiumionen stören die Abwehr im Sinne von Autoimmunkrankheiten und gelangen dauerhaft in das Gehirn und in die Knochensubstanz. Im Nervensystem stört Aluminium die Nervenleitung, die Neurotransmittersynthese, die Synapsenübertragung, verbindet sich mit Phosphaten der Erbsubstanz und mit dem Energiemolekül ATP. Diese molekularen Bindungen sind sehr fest, behindern damit den notwendigen Austausch und blockieren wichtige Stoffwechselschritte (57).

Man muss es sich immer wieder vergegenwärtigen: Die verantwortlichen Mediziner, Behörden und Politiker verlangen diese unumkehrbaren Gift-Beschädigungen vom gesamten Volk, angefangen bei den Schwangeren, fortgesetzt bei den Säuglingen, wiederholt bei Kindern, Jugendlichen und Erwachsenen bis in das hohe Alter. Sie unterstützen mit dieser Impfstoff-zulassung die Entstehung von chronischen Krankheiten, von Behinderungen, von gesteigertem medizinischen und pflegerischen Aufwand mit dem erhöhten finanziellen Bedarf und scheuen sich dennoch nicht, den moralischen Druck zu erhöhen und Gesetze für diese Injektionen zu fordern, dass Einjeder sich diese Verletzungen gefallen lassen soll.

Diese wesentliche Impfkritik wird noch verschärft durch den Umstand, dass das Leben und die Gesundheit dynamische Zustände sind, die Gleichgewichte anstreben. Durch das Impfen werden ungünstigere Bedingungen wie Handicaps gefördert, die es dem Menschen erschweren, adäquat auf die allgemeinen Herausforderungen zu reagieren (14 b, 15). Unter diesen Bedingungen verlaufen bei den Impflingen harmlose Erkrankungen intensiver und komplikationsträchtiger. Das zeigen die Nachbeobachtungen recht deutlich.

Übertragungen aus den Züchtungsmedien haben viele Überraschungen in der Impfvergangenheit gebracht nach der Devise, dass die Erkenntnis der jeweiligen Zeit der Wahnsinn der nachfolgenden Generation war und vermutlich heute anhaltend ist.

Für die Virusimpfentwicklungen sind vorausgehende Züchtungen dieser Erreger notwendig, für die lebende Zellen erforderlich sind. Die meisten Nährböden entstammen daher notwendigerweise der Tierwelt (Hühnereier, Affenorgane) und können Impfseren mit ihrem Fremd-(Tier-)Eiweiß verunreinigen. Es gelingt nicht, durch Filtrierung völlige Befreiung von den Fremdanteilen zu erreichen. Unser Immunsystem reagiert auf jedes einzelne fremde und zurückbleibende Molekül, da es sich um Einspritzungen handelt! Auf diesem Wege entstehen die bekannten, recht häufigen Hühnereiallergien.

Weiter wurden andere unbekannte Viren mit Impfungen gleich mit übertragen. Historisch bekannt wurde die Verbreitung von Hepatitis B-Viren mit den Folgen von Leberentzündungen (Hepatitis). Diese Viren waren mit einer Gelbfieberimpfung 1942 einer ganzen amerikanische Division gespritzt worden. 28.500 Soldaten erkrankten an Gelbsucht, 62 von diesen verstarben an den Folgen (16). Soll man das einen unbeabsichtigten Kollateralschaden nennen? Über derartige Krisen hat man sich stets hinweggesetzt und die Gefährdungen von Impflingen einkalkuliert. Oder es wurden unbekannte, später krebsauslösende Viren (SV-40) in den Jahren 1953-1963 mit der Polioimpfung verbreitet (17a). Vergleichbar wurden aus Unkenntnis Leberkrebs auslösende Viren (TT-Viren) bis 1997 in Blutprodukten durch Spritzen übertragen (17b). So manche künstlich mit Impfinjektionen weitergegebene Viren sind mit den Folgeschäden bis heute ungeklärt. Niemals wurde das zum Anlass genommen, eine Impfung zu stoppen oder den Schaden höher als den vermeintlichen Nutzen zu bewerten.

Erst gegen Ende des 20. Jahrhunderts gelang es durch die Entdeckung der PCR (Polymerase-Ketten-Reaktion), die fremden Anteile in den Impfpräparaten zu analysieren, bevor man diese verabreichte. Mit dieser Labormethode, für die ein Amerikaner (Karry Banks Mullis, 1993) den Nobelpreis (für Chemie) erhielt, gelingt es, für das menschliche Abwehrsystem relevante Fremdmoleküle innerhalb von 24 Stunden zu identifizieren und dann zu beseitigen. Zuvor mussten über Wochen diese Fremdanteile in Labortieren vermehrt werden, um an die Nachweisgrenze zu gelangen. Seither wissen wir, dass uns jahrzehntelang einige Viren in Impfungen mitgeliefert wurden, die sich nun lebenslang in unserem Genmaterial (Erbsubstanz) befinden, ohne dass wir ihr Wirken beeinflussen können. Ihr Anteil an den Schäden in der Erbsubstanz, an der Krebsentstehung, an den Störungen der Nachkommen und besonders an der Auslösung von Autoimmunkrankheiten ist unbekannt, aber real gegeben. Das ist der Preis für den Impfschutz, sagen die Impfbefürworter nach der Devise: "Wo gehobelt wird, fallen Späne".

Es gibt immerhin eine Hypothese, die den Beginn des AIDS-Dramas unserer Zeit mit der Verbreitung der HI-Viren (humane Immundefizit-Viren der AIDS Erkrankung) über Polio-Impfungen in den 1960 iger Jahren in Zentralafrika beschreibt. Beide Viren, Polio und HIV, entstammen der grünen Meereskatze, eine zentralafrikanische Affenart, das Polio-Virus durch Züchtung in den Nierenzellen und anschließende Impfaktionen in Zentralafrika, das HIV im natürlichen Vorkommen - nur vor 1970 noch unbekannt (18)! Auch wenn Genetiker sich bemüht haben, diese These zu widerlegen, es belichtet diese Geschichte die Risiken und die fehlende Vorsicht, wenn ahnungslosen Impfempfängern scheinbare Harmlosigkeit und Unbedenklichkeit der Präparate vorgegaukelt werden. Im Nachherein kann alles erschütternd anders ausgehen. Es ist fast wie in der Politik, wo vor der Wahl jede Steuererhöhung ausgeschlossen und nach der Wahl sofort vorgenommen wird, zuerst die Beteuerung der Unbedenklichkeit, nach dem Geschäft die bittere Erkenntnis. Medizin im Interesse der Wirtschaft droht für den Menschen vergleichbar korrupt und gefährlich zu werden wie Medizin im Auftrag der Politik, wie Deutschland es während der Zeit des Naziregimes erlebt hat.

Unnatürlich ist die Einspritzung der Impfpräparate in die Körper zuvor gesunder Menschen. *Das Mindeste, was man heute nach Einführung von Demokratie, von Grundgesetz und von Menschenrechten erwarten kann, sind der Respekt und die Akzeptanz für Menschen, die von ihrem Impfverzicht Gebrauch machen.*

Die „Seuche" der Zukunft könnte von **Prionen** ausgehen, die als vermutete Erreger des Rinderwahnsinns gelten. Gemeint sind Moleküle der Nervenzellmembran, Eiweißstrukturen, die anders geformt sind als die funktionstüchtigen und die Arbeit der Zellen behindern. Prionen lösen anders als die Viren keine Abwehrreaktionen aus, sind nicht mit üblichen Desinfektionsmitteln besiegbar, können unbemerkt unser Nervensystem chronisch schleichend zerstören, und das mit Inkubationszeiten (Zeit zwischen Beginn der Erregeraufnahme und Ausbruch der Krankheit) von 10, 20, 30 und mehr Jahren. Das Prionen-Problem entsteht, wenn Menschen andere Menschen verzehren (Kannibalismus, zuerst beobachtet bei den Eingeborenen von Neuguinea und als Creutzfeldt-Jakob-Syndrom (CJS) beschrieben). Hochaktuell wurde dieser Sachverhalt, als vor Jahren in England die BSE-Seuche unter Rindern (bovine spongiforme Enzephalopathie, eine mottenfraßähnliche Zerstörung des Nervensystems) ausbrach. Tierhalter verfütterten artgleiches Eiweiß von Schafen (mit einer Viruskrankheit Scrapie) an Kühe. Hierbei ist verwerflich, dass Pflanzenfresser (Kühe) zu Fleischfressern gemacht bzw. gezwungen wurden. Mysteriös war danach, dass einzelne Creutzfeldt-Jakob-Erkrankungen unter den Tierhaltern und ihren Familien ausbrachen, wenn vom eigenen betroffenen Viehbestand konsumiert wurde. Damit entstand der dringende Verdacht, dass BSE und CJS die gleiche Krankheit seien und Prionen ihren Weg vom Tier zum Menschen finden könnten. Wer kann uns nun noch garantieren, dass Tierzellen und die aus diesen gewonnenen Impfseren frei sind von Prionen? Man halte sich vor Augen, dass in England noch bis 1998 die Polio-Impfviren auf Kälberblutserum gezüchtet wurden, obgleich kein Nachweisverfahren für BSE bzw. Prionen bei Kälbern existiert. Schlimmstenfalls läuft schon die Uhr und es nimmt die CJS-Seuche zu. Neurologische Spezialisten sprachen bereits von der Sorge, dass circa 20% aller Morbus Alzheimer-Erkrankungen (Altersschwachsinn) fehldiagnostizierte CJS sein könnten. Ob dieses Drama nun eintreten wird oder nicht, bleibt offen. Allein, es müsste der Verdacht genügen, mit Impfungen erheblich vorsichtiger umzugehen.

Heutige Virusimpfungen werden aus menschlichen Zellen, aus genmanipulierten und auch aus Krebszellen hergestellt. 2014 ist noch nicht zu überblicken, welche Langzeitfolgen hiernach zu erwarten sind.

Zuletzt hier noch ein Wort zu den **Nano-Partikeln** (Nanobodies, Nanos). Das sind Trägerstoffe in der Größenordnung von Viren (Nanogramm, 10 hoch -9 Gramm), mit denen man sich ein effektiveres Vordringen von Fremdsubstanzen, den Antigenen, in die Zellen verspricht. Nano-Partikel gelten als innovative Entdeckung, sind industriell hochinteressant, weil sich Oberflächeneigenschaften von Materialien verbessern lassen (auch Neurodermitisanzüge). Es hinkt leider - wie immer - die Erforschung der Gefahren für lebende Organismen hinterher. Nanos können lange im Organismus verweilen, interferieren mit Biomolekülen gleicher Größe, können toxisch wirken, Entzündungen auslösen, Membranen und das Erbgut beschädigen. Bereits 2009 warnte das deutsche Umweltbundesamt vor der potenziellen Krebsgefahr durch die Nano-Partikel. Inzwischen hat auch die Impfindustrie Nanos in ihre Präparate eingebracht und muss diese nicht deklarieren! Gängige Praxis ist es, Emulgatoren wie Polysorbat 80 mit Nanos zu verbinden. Von dieser Verantwortungslosigkeit erfahren die Verbraucher gar nichts.

Die heutige Medizin und ihre Vertreter sind so sehr mit der Wirtschaft und den Arznei-/Impfstoffherstellern verflochten, dass menschliches Blut und seine Bestandteile (wie Gerinnungsfaktoren u.a.) sowie tierisches Eiweiß wie gewöhnliche Handels-und Wirtschaftsgüter angesehen werden. Erst durch diese laxe unmoralische Haltung wurde die Ansteckung und Verbreitung von HI-Viren (AIDS) über verseuchtes Blut (Blutkonserven) an ahnungslose Patienten („Bluter") möglich, nur weil es an Sorgfalt im Umgang mit diesen gefährlichen Eiweißpräparaten mangelte.

Additive in Impfungen sind wegen ihrer Giftigkeit ein wesentlicher Grund, den völligen Verzicht vorzuziehen.

7. Homöopathie und Impfungen

1796 war mit Edward Jenner die offizielle Geburtsstunde der Impfung, und im gleichen Jahr trat Samuel Hahnemann zum ersten Mal mit dem Begriff „Homöopathie" an die Öffentlichkeit, nachdem er sechs Jahre lang im Geheimen dieses neue Therapieverfahren auf seine Wirksamkeit überprüft hatte. Schon zu seinen Lebzeiten äußerte Hahnemann sich zu dem Impfverfahren und grenzte es eindeutig gegen die **Homöopathie** als **Isopathie**-Behandlung ab.

Die Homöopathie studiert Arzneien in ungiftigen Verdünnungen und Verschüttelungen an Gesunden (Prüfern) und beobachtet die dabei entstehenden Krankheitszeichen und -Symptome. Bietet ein natürlich Erkrankter **ähnliche** Zeichen und Symptome, so wird diese geprüfte Arznei zu seinem Heilmittel. Die natürliche Krankheit ist dabei etwas anderes als die durch die Arznei ausgelöste Kunstkrankheit. Die Isopathie setzt die zur Krankheit gehörenden, also die **gleichen** Substanzen ein. So wird für Impfungen der Erreger einer Krankheit isoliert, abgeschwächt, konserviert und weitergegeben an Gesunde. Homöopathie kann heilen, Impfungen können das niemals!

Stets lösen Impfungen „Krankheiten" aus, Impf-Kunst-Krankheiten. Das ist klar beabsichtigt, denn ohne diese Vorerkrankungen gelingt kein „Schutz" vor der echten Krankheit. Homöopathie kann einen erkrankten Menschen so spezifisch stimulieren, dass dieser Fähigkeiten zur Krankheitsüberwindung hervorbringt.
Impfungen schaden einem Gesunden und besonders einem bereits Erkrankten und vertiefen seine Störungen oft bis zur Unheilbarkeit. Fatal kann sich das Zusammentreffen der Krankheit mit dem **gleichen** Impfstoff auswirken!

Für die Belange der Homöopathie ist ein zeitaufwendiges Kennenlernen des Patienten, ein Befragen und Untersuchen notwendig. In jedem Fall wird dabei der Mensch in seinen Besonderheiten im Körperlichen, im Gemütsbereich und in seinen geistigen Fähigkeiten und Interessen untersucht. Zuletzt wird dann die gesamte Biografie durchgegangen, beginnend mit den Krankheiten und Lebensumständen der Großeltern und der Eltern. Die Zeugungsbedingungen, Schwangerschafts- und Geburtsentwicklungen schließen sich an. Wir beachten die Kindesentwicklung in allen Belangen von Körper-Seele-Geist und **korrelieren Lebensumstände mit Krankheitsdaten und Impfterminen.** Wer diese Arbeit über viele Praxisjahre durchgeführt hat, gewinnt allmählich Einblicke und Übersicht über Gesetzmäßigkeiten von gesund und krank. Auswirkungen und Beteiligtsein von Impfungen auf und an chronischen Krankheiten zeichnen sich ab. Anfangs steht da die Beobachtung, was nach dem Impfdatum folgt. Dann wiederholen sich diese Beobachtungen und werden zu Befürchtungen. Schließlich erkennt der Untersucher die Regelmäßigkeit, mit der Erkrankte unter den Impfungen gelitten haben und beginnt, für sich Konsequenzen zu überlegen. Von der Methode her legt die Homöopathie großen Wert auf die subjektiven Symptome. Diese beachten wir ebenfalls in den Berichten nach den Impfungen.

In meiner nun 30 jährigen Praxistätigkeit überblicke ich weit mehr als 10.000 Anamnesen von mindestens 1-2 Stunden Dauer in der Erarbeitung der individuellen Leidenswege.

Das Fazit dieser Beobachtungen ist, dass Impfungen offensichtlich die Entwicklungen vielfältiger chronischer Krankheiten fördern und für zu viele Menschen zum Lebenshandicap werden.

Dagegen stehen die Beobachtungen von über 20 Praxisjahren an völlig ungeimpften Personen. Hier ist Gesundheit vorherrschend und die über Jahre gut trainierte Abwehr, die keine Komplikationen zulässt. Erst dann wird deutlich, wie sehr wir uns heute an die „kranke Normalität" gewöhnt haben.

8. Häufige Schäden nach Impfungen

In den Anamnesen können folgende Zusammenhänge deutlich entdeckt werden:

- **Infekthäufungen** (Mögliche Erklärung: Ein bisher gesunder und nun geimpfter Mensch versucht die Ausscheidung des Eingespritzten, was nicht gelingen kann. Es wiederholen sich diese Bemühungen sichtbar und frustran als Akutkrankheiten. Diese Abwehrbelastungen führen zu Immunschwächungen mit der fatalen Konsequenz gehäufter Arzneianwendungen.)

- **Chronische Schleimhautanschwellungen** mit wechselnden Schleimqualitäten in Nase, Ohr, Nasen-Nebenhöhlen, Bronchien und Darm - bisweilen auch in den Harnwegen

  (Mögliche Erklärung: die Fremdkontaktbarrieren, die Schleimhäute, sind chronisch von innen gereizt und reagieren empfindlicher auf äußere Kontakte und Stimulationen)

- Häufungen von **Ohrenentzündungen** mit den Folgen von Schwerhörigkeit und Kontaktstörungen in der Kleinkindzeit

  (Mögliche Erklärung: Das Ohr ist das Nachbarorgan zu Ober- und Unterkiefer, die durch Zahnungsereignisse wiederkehrend entzündet und gestaut sind. Durch das Impfereignis werden Entzündungen, Schwellungen und Lymphstauungen allgemein stimuliert und verstärkt. In der gemeinsamen Wirkung steigert sich das Leiden, indem das Druckausgleichröhrchen (Eustachische Röhre), der Verbindungsweg vom Rachen zur Paukenhöhle des Mittelohres, zuschwillt, sich Druck im Ohr aufbaut, das Trommelfell vorwölbt, Schmerzen und Entzündungen ausgelöst werden. Diese Ereignisse wiederholen sich ab dem 6. Lebensmonat, dem Zahnungsbeginn, heute bei fast allen Kindern derart häufig, dass an eine systematische Beeinflussung gedacht werden muss. Ungeimpfte Kinder sind hiervon selten betroffen.)

- entzündliche **Anschwellungen von Lymphknoten**, besonders bekannt als „Polypen" im Rachenraum und als Mandelschwellungen

(= Abwehrorgane), aber auch an anderen Orten wie um die Bronchien oder um den Darm und generalisiert! Die Folgen sind: Verlegungen der Nase mit Schnarchen und Schlafunruhe, Verlegung der Eustachischen Röhre mit Sekretstau im Mittelohr und Hörbehinderungen. Neben den wiederholten Mittelohrentzündungen kommt es zu Sprachentwicklungs- und Kommunikationsstörungen, was zu vielen Behandlungsanlässen und schließlich zu Operationen führt: die Entfernung der Rachendachmandel und Einlage von Röhrchen in das eingeschlitzte Trommelfell, damit das Sekret aus der Paukenhöhle abfließen kann. Das ist heute die häufigste Operation bei geimpften Kindern.

Die geschwollenen Mandeln erschweren die Atmung und entzünden sich in bestimmten Lebensphasen vermehrt. Die Lymphschwellungen um die Bronchien reizen die Atemwege zum Husten bei körperlichen Anstrengungen und im Liegen, weil dann Stauungen entstehen. Die meisten Lymphknoten befinden sich um den Darm herum. Bei Schwellungen treten unbestimmte Bauchschmerzen im Zusammenhang mit dem Essen auf, die häufig Anlass für Konsultationen sind. Alle diese Ereignisse werden durch physische (Anstrengungen, Wetter) und psychische (Streit, Kummer, Konflikte) Nöte verschärft. In soweit verstehe ich das durch die Impfungen beigebrachte Handicap für die Kinder von heute in diesem Zusammenhang von unnötigen Stimulationen der Abwehrorgane. Eindeutig seltener sind diese Störungen bei ungeimpften Kindern zu beobachten.

• andere **Organentzündungen** als Ergebnis einer individuellen Anfälligkeit und Abwehrbelastung und je nach Lebensalter. Hervorzuheben sind hier die rheumatischen Störungen an den Bewegungsorganen, den Muskeln und Gelenken. Es werden heute vielfältige Erscheinungsformen von **Rheuma bei Kindern** beschrieben, die zu quälenden Schmerzen und daher notwendigen medikamentösen Behandlungen über lange Zeiten führen. Seit über 20 Jahren Kinderbetreuung habe ich feststellen müssen, dass das chronisch entzündliche Rheuma bei ungeimpften Kindern eine Rarität ist!

Wenn heute ein Säugling im Alter von 2 Monaten geimpft wird, kann noch keine adäquate Antwort erwartet werden. Daraus kann nicht der Schluss der „guten Verträglichkeit" gezogen werden. Der Säugling reagiert aus Mangel an Fähigkeiten viel generalisierter, damit gefährdeter für Gehirnbeteiligungen, als ein älterer Mensch. Einerseits liegen die Unreife der Abwehr vor und andererseits eine hohe Verletzlichkeit des wachsenden Gehirns. Antigene des Impfpräparates lösen Entzündungen aus, und Inhaltsstoffe zur Konservierung wie früher Quecksilberverbindungen und heute noch Formaldehyd, Phenol sowie Aluminium-Ionen schädigen Nervensubstanz toxisch. Daraus erklären sich ohne weiteres heute so häufig zu findende Beeinträchtigungen von Kindern, von Jugendlichen und später noch als erwachsene Menschen wie

- **Schlafstörungen** (=Nerven- und Gehirnreizungen)

- Schädigungen des **neurovegetativen Nervensystems** mit Auswirkungen auf
  = die Haut **(als Neurodermitis)**
  = die Atmung **(als Asthma bronchiale, spastische Bronchitis)**
  = den Darm **(als Colitis)**

- **Nerven-Muskelkoordinationsstörungen** mit Entwicklungsverzögerungen im Laufen, Sprechen und in der Kontrolle von Stuhl und Urin

- **Wahrnehmungsstörungen** von Riechen, Schmecken, Hören, Sehen und Berühren.

- **Fieberkrämpfe** (häufiger nach den Lebendvirusimpfungen)

- **Hirnkrämpfe** (Epilepsie) sind nach jeder Impfung möglich. Es handelt sich um die Auswirkungen der Störung der hierarchischen Arbeitsweise des Gehirns.

- **Hirnentzündungen** (Enzephalitis), subtil und akut als Unruhe und schrilles Schreien und schleichend chronisch verantwortlich für Teildefekte und eingeschränkte Hirnleistung nach narbiger Abheilung und je nach Lokalisation der Schädigung im Gehirn. Für Aluminiumionen ist die Beschädigung der Blut-Hirn-Schranke nachgewiesen, die so bedeutend ist, damit Bakterien nicht in das Gehirn gelangen. Bei keinem ungeimpften Kind ist mir jemals eine bakterielle Meningitis begegnet, obgleich auf HiB-, PnK.- und Mn.K.-Impfungen ebenfalls verzichtet wurde.

- **geistige Leistungsstörungen** (MCD = minimal cerebral disease) von unterschiedlichem Ausmaß (= Teildefekte). Es gibt keine Gesetzmäßigkeiten für den Schadensumfang und die Lokalisation.

- **emotionale Abnormitäten** (aggressive Erregungszustände, Impulsivität, Suchttendenzen, P.O.S. = psychoorganisches Syndrom). Denn je nach dem Ort der Schädigung kann jede Hirnstruktur betroffen sein.

- **Überaktivitätszustände** (hyperkinetisches Syndrom), überstimuliertes Nervensystem (geschädigte Rezeptoren) heute benannt als ADHS (Aufmerksamkeits-Defizit-Hyperaktivitäts-Syndrom) mit Unruhe und nervöser Hektik.

- **Lern- und Konzentrationsschwächen** mit Beschulungsproblemen wegen leichter Ablenkbarkeit und raschem Motivationsverlust. Wegen der ansteigenden Häufigkeit wird generell heute vom ADS allein gesprochen (Aufmerksamkeits-Defizit-Syndrom). Diese Kinder werden mit der Einschulung bald „drogenabhängig", indem von ärztlicher Seite das Aufputschmittel Amphetamin oder Methylphenidat (besser bekannt unter Ritalin®) und immer häufiger auf Druck der überforderten Lehrer verordnet wird. Dieses Mittel hilft den Unruhigen ruhiger zu werden, da es geschädigte Hirnrezeptoren stabilisiert.

- ungeklärter Anteil am plötzlichen **Kindstod** (ein unscheinbarer Gehirn-Entzündungszustand mit fatalen Hirnfunktionsstörungen; stets wurde bei den Fällen nach Impfungen eine massive entzündliche Wasseranreicherung (Ödem) im Gehirn vorgefunden (22).)

- alle Arten von **Allergien** (Abwehrüberreizungen) mit chronischer Lebensbeeinträchtigung (bis 1998 befand sich in den Impfpräparaten der nach Nickel potenteste Allergieauslöser (Allergen) Thiomersal)

  a) mit Überreaktionen auf Lebensmittel, Hausstaub, Chemikalien, Pollen (Heuschnupfen), Bienengift, Medikamente

  b) mit Reaktionen gegen das Eigene (Autoimmunkrankheiten, z.B. Schilddrüsenentzündung als Morbus Basedow oder Hashimoto-Thyreoiditis, als Multiple Sklerose im Gehirn)

c) mit Immunkomplexen, die Entzündungen im gesamten Körper an Gefäßen auslösen (Vaskulitis) und als Organerkrankung oder als Systemerkrankung zur erheblichen Lebensbeeinträchtigung werden.

- Bei Pubertierenden vermehrte **schwere Akneformen** und bei Mädchen ungewöhnlich **schmerzhafte Perioden**. Diese Extreme sind bei Ungeimpften nicht zu beobachten.

- ungeklärter, aber vermuteter Beitrag zur **Krebsentstehung** (durch den Stress mit dauerhaften Entzündungen, durch injizierte Lebendviren, die Gene schädigen, durch Quecksilber). Kurz vor den Diagnosen finden sich immer wieder Impftermine in der Anamnese der Betroffenen.

- ungeklärter Anteil an **chronischen Nervenkrankheiten** wie Multiple Sklerose (Masernimpfviren), amyotrophe Lateralsklerose (Polioimpfviren) und andere.

- das **GBS (Guillain-Barré-Syndrom)** bei Erwachsenen. Eine häufige Schädigung des Nervensystems nach Impfungen jeder Art, welche die austretenden Nerven des Rückenmarks treffen und zu Lähmungen führen.

- ungeklärter Anteil am **Sterilitäts-(Unfruchtbarkeits-)Geschehen**, an **kindlichen Fehlbildungen**, an dem **Abortereignis** (Fehlgeburt) und der Frühgeburtsneigung (Erklärung: Schwangerschaften sind „Immunprobleme", denn die Mutter muss ihre Abwehr unterdrücken, wenn sie das Kind volle 9 Monate in ihrem Leib tolerieren will. Jeder Angriff auf ihre Abwehr zuvor kann hier als Schadensrisiko zählen! Bevor eine Frau heute schwanger wird, hat sie den gesamten Impfkalender erhalten)

Alle die hier aufgezählten Beobachtungen nach Impfungen, ob mit oder ohne Anamnesearbeit erkannt, sind bei vollständig ungeimpften Personen Raritäten!

Man mache es sich zur Gewohnheit, bei schwer geschädigten und ungewöhnlich kranken Kindern und Erwachsenen, bei überraschenden Diagnosen oder Todesfällen stets nach dem Impfausweis zu fragen und die Impfdaten zu betrachten. Das ist im Besonderen den Zivildienstleistenden, den Krankenschwestern, den Hebammen, den Pflegekräften, den Sozialpädagogen und allen Ärzten möglich und zu empfehlen. Wer viel mit behinderten und chronisch kranken Menschen beschäftigt ist, kann hier eigene Studien betreiben und unerwartete Überraschungen erleben. Wer nicht daran denkt, nicht darauf achtet, verschließt sich dieser Erkenntnis.

Da die heutigen Impfungen kombiniert werden, ist nicht immer deutlich abzugrenzen, welcher einzelne Anteil und Impfstoff an welcher Störung beteiligt ist. Das soll offensichtlich auch nicht geklärt werden. Gänzlich unübersichtlich und unklar ist das Zusammenwirken von Impfungen mit Medikamenten, mit Umweltschadstoffen und anderen Fremdeinwirkungen. Aber genau das sind unsere Lebensrealitäten:

1. In biologischen Systemen kommen die schädigenden Auswirkungen nicht durch eine einfache Addition der Fremdeinwirkungen zustande, sondern sie **potenzieren sich** in ihrem schädigenden Potenzial gegenseitig (wie oben bei Aluminium bereits erwähnt)!

2. Dabei ist immer davon auszugehen, dass wir über perfekte Reparaturmechanismen verfügen, die Schäden an den Zellen und an der Erbsubstanz beheben können. Die Frage ist nur: Wie lange dürfen wir ungestraft unserem Organismus diese Fremdeinwirkungen zumuten, bis Zerstörung oder Krebs das Ergebnis sein wird?

3. Weiter ist zu beachten, dass das **Injizieren, das Einspritzen**, die höchste Schadenseffizienz von allen Fremdeinwirkungen hat. Denn üblicherweise sind die Haut und noch mehr die Schleimhaut für die Fremderkennung und Fremdbehandlung vorgesehen. Mit den Spritzen werden natürliche Abwehrbarrieren hintergangen. Die Folgen sind anders als auf dem natürlichen Weg der Fremderkennung.

Nach Jahren der Beobachtung wurde die Last der Erkenntnisse von Impffolgen für mich persönlich so erdrückend, dass ich meinem Gewissen und dem medizinisch-ethischen Grundsatz „**nihil nocere**" (in erster Linie nicht zu schaden) folgend entschied, zweifelnden und berechtigt besorgten Eltern Mut für ihre schwere Entscheidung zu machen, ihre Säuglinge und Kleinkinder und auch sich selbst ungeimpft zu lassen. Nach den nun über 20 Jahren der Beobachtung der unbeschadeten Kinder- und Jugendjahre werden diese Eltern mutiger, zu ihren Entscheidungen zu stehen, trotz aller Widerstände. Es kann weiteres Vertrauen in die Fähigkeiten ihrer Kinder wachsen und der vollständige Impfverzicht durchgehalten werden. In Informationsblättern, Gesprächen und Seminaren gab und gebe ich diese neue Orientierung entgegen der allgemeinen Tendenz Eltern bekannt und fasse nun hier meine Beweggründe für andere Eltern in möglichst nachvollziehbarer Weise zusammen, so dass diese besser selbst entscheiden können.

Ich möchte betonen, dass die Entscheidung für oder gegen Impfungen für sich selbst oder für abhängige Kinder stets in der Hand der Eltern bleiben muss. Dafür werden angstfreie Aufklärungen erforderlich und niemals darf mit Drohungen Einfluss ausgeübt werden.

Wenn Eltern sich zum Abwarten, zum Hinausschieben der ersten Impfung entscheiden, dann muss das akzeptiert werden. Meine positive Erfahrung ist, dass es in meiner gesamten Praxiszeit niemals Eltern haben bereuen müssen, dass sie nicht geimpft haben. Der Gesundheitszustand der Unbeschädigten ist in der heutige Zeit des Wohlstands einfach erdrückend besser.

Die Bedrohungen von öffentlicher Seite mit den Hinweisen auf die zahlreichen Komplikationen von Krankheiten, gegen die man impfen möchte, entstammen überwiegend aus Regionen dieser Welt, in denen Armut und Mangel, also andere Lebensbedingungen, vorherrschen.

9. Vorteile ungeimpfter Kinder

Seit vielen Jahren bin ich nun in der Lage, Säuglinge ohne den Einfluss von Impfungen heranwachsen zu sehen: Ich bin tief beeindruckt, dass nun Gesundheit die Regel und Krankheit die Ausnahme ist. Ich ermutige zum vollen Stillen der Säuglinge ein halbes Jahr und nach Wunsch der Eltern unter Beifütterung auch länger. Das erste halbe Jahr verläuft ungestört. Mit der Zahnungszeit im 6. Monat beginnen einzelne unruhige Nächte mit sporadischem Durchfall und etwas Wundheit. Das erste Fieber kommt frühestens im 2. Halbjahr z.b. als „3-Tage-Fieber-Krankheit", die sich am 4. Tag mit einem Hautausschlag am Rumpf (Exanthema subitum) vollständig löst. Das Kind ist danach wie verwandelt, aktiv, trinkt und isst wieder und hat etwas geleistet, was in späteren Lebensphasen (Röteln, Masern, Windpocken, Scharlach u.a.) zu einer wichtigen Notwendigkeit wird: Es hat die innere Krankheit zu guter letzt auf die Haut gebracht und damit die Heilung von **innen** (den Hirnnervenzentren) **nach außen** (der Haut) vollzogen. Das ist der biologisch richtige Verlauf, der in der Homöopathie unter der „Hering-Regel" (benannt nach dem homöopathischen Arzt Constantin Hering, 1800-1880) beschrieben wird: Die elementare Heilrichtung vom Zentralnervensystem zur Peripherie als Grundbedingung für die vollständige Überwindung einer natürlichen Krankheit.

Der weitere Verlauf der Kindesentwicklung gestaltet sich auch im 2. Lebensjahr unkompliziert. Saisonale Infekte besonders im Winter können vorkommen und bereiten dem Kind keine Probleme. Katarrhe und Schleimhautschwellungen klingen nach kurzer Zeit wieder ab, die Nase wird wieder frei! Eindrucksvoll für die Eltern ist immer wieder die „Ich"-Entwicklung des Kindes mit klaren Entscheidungen, intensivem Fremdeln, Harmonie von Berühren, Annehmen und Abwehren, konzentriertes Spielen, Befassen, Kennenlernen und problemloses Schlafen.

Am Ende des. 3. Lebensjahres hat das Kind **keine** Arzneien außer den verdünnt und verschüttelten homöopathischen erhalten, sofern es dieser (möglichen) Hilfestellung überhaupt bedurfte. Auch die Routineanwendung von Vitamin D entfällt bei den meisten ungeimpften Kindern im 1. und 2. Lebensjahr, weil der Bedarf durch den Impfverzicht und dem Ausbleiben von Infekten geringer bzw. wieder normal ist und im 1. Lebensjahr ausreichend von der Muttermilch gedeckt wird (siehe in (53)).

Es muss hervorgehoben werden, dass zur Erhaltung der Gesundheit die Heilrichtung von „innen nach außen" streng beachtet wird mit der Konsequenz, strikt jede Umkehrung zu unterlassen, d.h. keine Behandlungsmaßnahmen von außen nach innen sind zugelassen (Unterdrückung!). Das kann soweit gehen, dass Hautausschläge oder Wundheiten am Gesäß unbehandelt bleiben und lediglich gepflegt werden mit Luft, Licht, Lehmauflagen oder Spülungen mit Kochsalz und Calendulazusätzen. Zinkhaltige Hautsalben sind unerwünscht („Babycreme", man schaue auf die Inhaltstoffe). Haut und Nervensystem entstammen dem gleichen Keimblatt, dem Ektoderm. *Um das Nervensystem intakt und unversehrt zu halten, darf die Haut reagieren und wird mit Geduld gepflegt.* Auf diese Weise lassen sich günstige Bedingungen erhalten, um das Erkranken des Gehirns verhindern zu helfen. Allein drei Impfungen sind heute gegen die bakterielle Hirnhautentzündung vorgesehen, die am häufigsten im 1. Lebensjahr erscheint, nur nicht bei ungeimpften Kindern!

Fieber als Ausdruck guter Abwehrfähigkeit wird **nicht** gesenkt und differenziert begleitet (siehe in (15)). **Das Zumutbare wird geduldig zugelassen, damit das Unzumutbare** (das tiefe Eindringen von Krankheiten) **nicht stattfindet!** Nach dem biologischen Zeitplan seiner Entwicklung und Sozialisation trainiert das Kind fortlaufend für höhere Aufgaben.

An dieser Stelle möchte ich hervorheben, wie lohnend es ist, alte bewährte Hausmittel und Pflegemethoden zu studieren und einzusetzen. Diese helfen sehr, die zumutbaren Krankheiten der eigenen, vollständigen Überwindung und Lösung zu überlassen. Dieses alte Erfahrungsgut ist vielen Ärzten und Laien heute unbekannt, wird häufig belächelt und nicht genutzt. In der Folge steht der Einsatz der konventionellen Medikamente für viele bereits an erster Stelle, dass Fieber unterdrückt wird, dass Antibiotika großzügig genutzt werden und Schmerz abgestellt wird. Auf Impfungen zu verzichten, heißt, dass man sich den Vorteilen und der Nutzung von Alternativen zuwenden sollte.

Die vorzüglichen Gesundheitsvorteile für Kinder ohne Impfungen in der heutigen Zeit bestätigen sich in der Salzburger Eltern-Kind-Studie 2000-2006, zu der Eltern freiwillig Auskunft über die Entwicklung ihrer ungeimpften Kinder geben, siehe in www.impfkritik.de oder unter (3). *Unter der Beachtung einer anderen Gesundheitsfürsorge als der heutigen konventionellen können Eltern sich und ihr Kind aus den offiziellen Statistiken herausnehmen: Diese kommen dann für sie nicht mehr in Frage.*

10. Die natürliche Abwehr

Wie sieht nun die natürliche Entwicklung der Abwehrkräfte aus?

Zunächst muss betont werden, dass **jeder** Mensch **einzigartig** ist, ein Individuum, dass sich und sein „Ich" entwickeln und darstellen kann. Die Grundausrüstung (Gene, Erbanlagen) liefern die Eltern und Vorgenerationen, und nach der Einnistung in die Gebärmutter beginnt das Entwicklungs- und Lerngeschehen über Umwelteinflüsse. Es formt sich eine Persönlichkeit im Mutterleib, die eng mit dem Schwangerschaftserleben reagiert. Gebot heutiger Schwangerschaftsbegleitung ist der weitreichende Verzicht auf Arzneien, auf Kaffee, Nikotin und Alkohol, die Ermutigung zu intuitivem Verhalten und Bewegung der Mutter zur Pflege ihres ganzheitlichen Wohlbefindens (siehe auch weiterführende Literatur in (13), (14), (53)). Eine gesunde Schwangere benötigt keine Vitamine, kein Magnesium, kein Eisen und im Grunde auch keinen Arzt. Allein die Hebamme kann begleiten und bei Risiken den Arzt hinzuziehen. Das bedeutet heute Schutz vor unnötigen Untersuchungen und vor Angstauslösung (60).

Die Geburt sollte je nach (unkompliziertem) Schwangerschaftsverlauf im „gesunden" Haus (zu Hause oder im Geburtshaus der Hebammen oder im Hebammenkreißsaal) und nur bei Risiken im Krankenhaus geplant werden (60).

Entscheidend für das weitere Wohlergehen wird die **1. Stunde** nach der Geburt:

Mutter und Kind sollen bewusstseinsklar sein (d.h. keine Betäubungsmittel erhalten haben). Die Mutter kann eine Gebärposition vorziehen, aus der heraus sie **aktiv** das Kind sogleich nach der Geburt aufnehmen kann. Nach diesem ersten prägenden Mutter-Kind-Kontakt wird sich problemlos der erste Stillversuch entwickeln können. Alle anderen Tätigkeiten wie Wiegen, Messen, Baden, Nähen etc. können solange warten!!! Lernt das Kind nicht in der ersten Stunde in aller Ruhe die Brust fassen, sind Stillstörungen programmiert. Nachdem das Kind im Mutterleib allenfalls Fruchtwasser geschluckt hat, nimmt es nun zum ersten Mal etwas „**Fremdes**" auf, das durch den Saug- und Schluckakt die **Abwehrfunktionen** einleitet.

Hierzu zählen:

- der Mundraum mit seinem Milieu, ein dynamisches Zusammenkommen von verschiedenen Erregern in Balance
- die Speichelenzyme
- später die Zähne als Zerkleinerungsorgane
- der Lymphgewebering im Hals und auf der Zunge. Hier werden erste Fremderkennungsleistungen vollzogen und Informationen auf dem Blutweg über das ankommende Fremde ausgesendet
- die Schluck- und Darmbewegungen (Peristaltik), mit denen das Verweilen des Fremden reguliert wird
- das „Salzsäurebad" des Magens und Enzyme mit Veränderung des „Fremden" (Eiweißdenaturierung und -abbau, um die Täuschungen der eigenen Abwehr zu reduzieren)
- der Darminhalt mit seinem Darmmilieu, ein dynamisches Nebeneinander verschiedener Bakterien, die wenig Raum für fremde neue Erreger tolerieren und damit direkte Abwehrfunktion ausüben.
- Die Muttermilch der 1. Stunde (Kolostrum) regt in spezifischer Weise das Wachsen und Entwickeln eines intakten und gesunden Darmmilieus an! Danach wird das Kind fortlaufend 1/2 Jahr lang mit **Abwehrkörpern** von der Mutter (Immunglobulinen u.a.) versorgt (Nestschutz durch das Stillen).

Die Abwehrleistung des Kindes, gemessen an der abgeschätzten Menge der zur Verfügung stehenden Antikörper aus eigener Bildung und unter Mithilfe der Mutter stellt sich dann vereinfacht folgendermaßen dar:

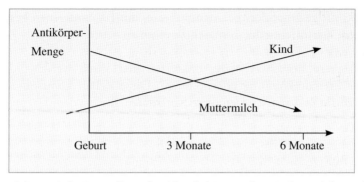

Abb. 2: Schematische Darstellung der Abwehrleistung des Kindes und der Leihimmunität durch die Mutter bezogen auf die Antikörper, die im ersten Lebenshalbjahr zur Verfügung stehen.

Im dritten Lebensmonat, dem Impfbeginn, ist die Abwehrleistung gemessen an den Antikörpern auf dem Tiefpunkt. Danach kann das Kind zunehmend mehr „selbst" abwehren!

- die **Darmwand** ist voll von Abwehreinrichtungen (Makrophagen, Phagocytose, Pinocytose, Lysocym, Zytokine u.a.); 80% aller Abwehrorgane (Lymphzellverbände, Peyersche Plaques) befinden sich hinter der Darmwand.

Der ausgebügelte Dünndarm hätte eine ungefähre Gesamtfläche von 200 m² (die Haut schafft es auf 2 m²). Hieran kann ermessen werden, welche Bedeutung dem Darm für den Kontakt mit dem „Fremden" zukommt.

Die Abwehr arbeitet in erster Linie mit Aminosäureverbänden, die zu (Protein-Oligopeptid-Eiweiß-Ketten und) Eiweißmolekülen zusammengesetzt werden. Nun muss natürlich das **körpereigene** Eiweiß zur Wahrung des Individuums (="ich") vom **Fremden** (Bakterien, Viren, Nahrungseiweiß etc.) unterschieden werden. Dafür wird das gesamte ankommende Eiweiß - soweit möglich - enzymatisch in Aminosäuren zerlegt, die resorbiert werden können, um dann nach eigenem Körperplan zu verträglichen Eiweißmolekülen wieder aufgebaut zu werden. Dieser Vorgang läuft praktisch unvollkommen, denn es werden auch Eiweißfragmente übernommen und von der Abwehr „behandelt". Darauf basiert die zukünftige Impfidee, genmanipulierte, mit Impfantigenen gespickte Tomaten, Kartoffeln oder Tomaten zu essen zu geben.

Unzerlegbare Eiweißverbände, Bakterien und Viren werden von Zellen zur Fremderkennung übernommen. Diese Zellen kommen aus der Schleimhaut und aus den Lymphzellverbänden, die um dem Darm herum angelegt sind (Peyersche Plaques). Überwinden Fremderreger diese Hürden, können sie immer noch in den diversen Lymphknotenstationen entlang den Gefäßen abgefangen werden. Zuletzt bleibt dem Menschen noch die geniale Fähigkeit, **Fieber** zu erzeugen. Durch Fremdsubstanzen (Pyrogene) angeregt, kommt es zu einem Temperaturanstieg von 37° Celsius auf über 40° durch Wärmegewinnung aus Muskelzittern („Schüttelfrost"). Fast alle Krankheitserreger - bis auf wenige Ausnahmen - werden ab 38,5 - 39° bewegungsträge und können leichter von den aktivierten Körperabwehrzellen im Blut (weiße Blutkörperchen (Leukozyten), Lymphzellen (Lymphocyten/Makrophagen)) erfasst und ausgeschaltet werden. Durch die Fieberhitze wird der Kreislauf gesteigert und die „Körperpolizei" besonders aktiviert. Jede Fiebersenkung akut unter 39° ist demnach von behindernder und die Abwehr schwächender Qualität (Immunsuppression). Jedes Akutfieber sollte mindestens drei Tage unberührt bleiben und erst danach, am 4. Tag, muss das weitere Vorgehen entschieden werden (13, 15).

Fieber ist nicht die Krankheit, sondern die besondere und wirksame eigene Leistung dagegen. Die vorteilhafte Unterstützung sieht vor, Fieber erträglich zu gestalten, damit es den gewünschten Dienst erfüllt. Typische Fehler der Masernbehandlung sind die fiebersenkenden Maßnahmen, die die körpereigenen Fähigkeiten behindern und Komplikationen fördern. Dieses Fehlverhalten verschweigen die Statistiken, wenn Komplikationen als Bedrohung und Impfgründe hervorgehoben werden!

Als Richtlinie gilt, mehr die Nachhaltigkeit zu beachten und die Festigung der gesamten Persönlichkeit durch zumutbare Krankheiten und deren Überwindung zu steigern.

11. Impfungen als Störfaktor heute

Dieser noch recht oberflächliche Überblick über die Auf- und Annahme des Fremden beschreibt die Abwehrbollwerke (Immunbarrieren), über die der Mensch zu seiner Selbsterhaltung und zur Entwicklung seines „Ichs", seiner absoluten Einzigartigkeit (Individualität) verfügt. Dazu zählen weiterhin die gesamte Haut (mit ihrem Säureschutzmantel und dynamischen Milieu), die Augen, Luftwege (mit Nase und Bronchialschleimhaut, Lungenbläschen), die milchsaure Scheide und der Gebärmutterhals (die Zervix). Das sind allesamt Grenzzonen zur Außenwelt, Kontaktorgane mit der Notwendigkeit, über Abwehrorgane verfügen zu müssen (die dann auch erkranken können nach Impfungen und bei Überforderung!). Ich möchte nach dieser Auflistung hervorheben, dass der Prozess der Fremderkennung mit **viel Zeit** und **Ruhe** abläuft und mit einem Lernprogramm beginnt. Ganz allmählich wird der Mensch in die Fremde gebracht. Wegen der Größenzunahme des Kopfes und seines Gehirns wird der Mensch zu früh geboren. Ein Kalb oder Fohlen stehen nach der Geburt sofort auf und gehen mit der Herde. Der Mensch muss als nervenunreifes Wesen ein weiteres halbes Jahr - wie ein junges Känguruh - in den „Beutel". Erst nach Wochen hebt und hält das Baby den Kopf allein, mit drei Monaten greift es grob und mit sechs Monaten entwickeln sich Sitz- und Krabbelfähigkeit. Nun erst vergrößern sich der erreichbare Horizont und der „Fremdkontakt" mit seiner Umgebung, zunächst noch im erweiterten „Nestschutz" der Familie. Mit einem Jahr beginnt die Lauffähigkeit. Die „orale Phase" (nach Sigmund Freud) reicht bis in das dritte Lebensjahr: Das Kind studiert alles Fremde mit Zunge, Mund und Darm. Jede Mutter kennt das Vergnügen der Kinder an Sand und Gartenerde (mitsamt seinen vielen kleinen Tierchen, Bakterien wie auch Tetanuserregern). Alles muss durch den Mund geprüft werden. Dieser langsame Prozess der Fähigkeitsentwicklung entspricht dem Abwehr- und Nervenreifungsprozess. Lebenserhaltende frühe Grundreflexe klingen ab, und die Nervenbahnen bekommen Hüllen wie Elektrodrähte Kabelmäntel zur Isolation. Die Nervenzentrale (Gehirn) mit Psyche, Abwehrregelung, hormoneller Steuerung und Nervensteuerung (Motorik, Herzaktivität, Verdauung, Harnbildung, Atmung, Kreislauf, Sympathikus/Parasympathikus) reift aus und lernt und lernt! Die wesentlichen Etappen der Nervensystemreifung sind die Grob- und Feinmotorikentwicklung (Greifen,

Laufen, Sprechen) und das Kontrollieren der Ausscheidungen (Urin und Stuhl). Aus der Sicht des Reifungsprozesses ist eine Störung dieser Integrität durch Impfmaßnahmen mindestens zu meiden, bis das **Sprechen** als Lernergebnis umfassender beherrscht wird (Ende des 3. Jahres). Die Fremdelzeit im 2., 3. und 4. Lebensjahr unterstreicht die intensive Schutzbedürftigkeit des Heranwachsenden. *Am besten lernt das Kind unter der sicheren Bindung zu einer engen Bezugsperson!* In den ersten 3 Lebensjahren wird ein emotionales Gedächtnis angelegt, dass für die Festigkeit der Persönlichkeit, für das Selbstbewusstsein und die Abwehrfähigkeit ein Leben lang von Bedeutung ist. Das sollte nicht übersehen werden.

Am Ende des 4. Lebensjahres beginnt es mit der Aufnahme von Sozialkontakten und Kommunikation, es wird kindergartenreif (und eben vorher nicht!). Hier nun häufen sich heftigere Abwehrnotwendigkeiten gegen Konkurrenten und deren „Keime". Die Kinderkrankheiten (sollen nun möglichst) kommen, und Abwehrfähigkeiten wachsen mit den Herausforderungen. Wenn es dann zur Schule kommt (7 Jahre), soll es stabil sein, sitzen und den Geist konzentriert üben (und lernen) können und sich nicht mehr so sehr mit Krankheiten beschäftigen.

Dieser Zeitplan wird vollkommen ignoriert, wenn im 3. Lebensmonat ein Impfprogramm beginnt. Die **Injektionsmaßnahme** umgeht oder besser **hintergeht** die natürlichen Fremderkennungswege. Unvermittelt ist die Abwehr konfrontiert mit einer Fremdlast in Regionen (Muskel), in denen keine adäquaten Abwehrorgane vorgesehen sind. Es ist allzu plausibel, dass die Reaktion von anderer Qualität als die **biologisch** vorgesehene Fremderkennung ist. Es muss wie eine Provokation mit überstürzter Reaktion ablaufen. Dann findet man eine heftige Entzündung an der Eintritts- und Injektionsstelle.

Oder ein allgemeines Krankheits- und Fiebergefühl beschreibt den angelaufenen Systemprozess der Abwehr-Antwort. Schrilles Aufschreien, Schlafunruhe, Zuckungen oder gar Krampfanfälle unterstreichen, dass die Zentrale abnorm reagiert. Die Entzündung ist nun im Gehirn (Enzephalitis) angekommen. Danach verändert sich etwas am „Wesen" des Kindes, es wird reizbarer, ärgerlicher, impulsiver oder grundlos überaktiv. Die Abweichungen vom natürlichen Entwicklungsweg beginnen. Es kränkelt vermehrt!

Es heißt, die Impfungen seien so gut verträglich, so nebenwirkungsarm. Wenn ein drei Monate alter Säugling keinerlei Veränderungen auf die Impfmaßnahme zeigt und auch keine Katarrhe hervorbringt, kann nicht geschlossen werden, dass alles „gut" gegangen ist. Es kann durchaus eine Unfähigkeit beschreiben, aus **Unreife** nicht angemessen auf diese Impfprovokation zu antworten. Gerade die erschreckenden Fälle von Krebs- oder Nervensystemerkrankungen bei Kindern weisen in ihrer Vorgeschichte häufigst Mangel an Krankheiten banaler Art wie Infekte und Unfähigkeiten zu fiebern auf.

Oder: Sobald eine labile Phase ansteht wie eine Zahnungskrise oder eine Wintergrippe zeigen sich unverhältnismäßig heftige Reaktionen und ein längeres Haftenbleiben der Symptome oder gar Komplikationen als Ausdruck eines angeschlagenen Abwehrsystems. Zwischen Impftermin und Erkranken können Wochen und Monate liegen!

Impfungen wie gegen Masern, Röteln, Mumps, Windpocken und Kinderlähmung (als Polio-Schluckimpfung) bringen **lebende Viren** unangemeldet in das Nervensystem (neurotrop), wo sie sich sofort in das Genmaterial im Zellkern von Nervenzellen einbauen und verweilen. Sie können dort stumm über Monate und Jahre verbleiben. Irgendein neuer Stimulus (z.B. Umweltprobleme oder andere Viren) kann plötzlich und zu beliebiger Zeit zur Reaktivierung dieser schlummernden „Zellbombe" führen und die Zerstörung einleiten. Der Weg zu Zerstörungen von Zentren wäre beschritten. Über die Jahre kann aber auch hier und da Zellverfall einsetzen und die Abwehr in Konflikte geraten, Eigenes von fremden Zellanteilen zu unterscheiden. Es ist eine Täuschungsgefahr der Abwehr denkbar, so dass diese beginnt, eigene Zellstrukturen zu zerstören (Autoimmunerkrankung mit unzähligen Ausdrucksformen).

Alle diese Ereignisse nach Impfungen zeigen sich zeitlich derartig verspätet, dass bis heute kein lückenloser Beweis über den Zusammenhang geführt werden kann. Das nutzen die Impfbefürworter argumentativ, obgleich völlig klar ist, dass diese Risiken real existieren! Auf der anderen Seite nehmen diese Immunschäden kontinuierlich zu und keiner kann belegen, warum das so geschieht.

Reagiert ein Kind heftig und spontan mit Absonderungen und Anschwellen der Abwehrorgane, zuletzt gar mit Auslösung eines Hautausschlages, dann müssten wir eigentlich zufrieden sein: Denn dieses Kind beweist Lösungsfähigkeiten von innen nach außen. „Neuro-Derma", Nerven und Haut entstammen dem gleichen Keimblatt, dem Ektoderm. Das Dilemma des Kindes ist offensichtlich die **Unausscheidbarkeit** des eingebrachten Fremden. Zum einen ist es nicht vorbereitet weil unreif, zum anderen sind die **Injektionsdepots** Komplexe von Fremdsubstanzen, wie zuvor aufgezeigt. Neurodermitis heißt das bekannte und heute bereits bei jedem 3. Kind auftretende Krankheitsbild. Hier liegt bei aller Intensität der Hautveränderungen keine eigentliche Hautkrankheit vor. Ebenso ist Asthma bronchiale keine Lungenkrankheit. Vielmehr ist die Zentrale, hier das neurovegetative Nervensystem beschädigt mit den Folgen, dass die vegetativen Nerven die Neubildung der Haut verstärken und die Bronchien verkrampfen. Dann kommt es zu Schuppungen der Haut und zu pfeifenden Geräuschen in der Lunge. Erst im weiteren Verlauf werden hieraus die organischen Dauerstörungen.

Über Blut und Eiweiß drücken sich die Abwehr und die Individualität aus. Die Einzigartigkeit jedes Individuums missachtet diese Medizin in der Impffrage ebenso eklatant: Aus Statistiken werden die Risiken für den Einzelnen ermittelt. Die festgelegte Impfdosis wie auch die Termine für die Wiederholungen („Auffrischungen") orientieren sich immer an dem am schlechtesten reagierenden Impfling. Für eine Impfstrategie werden alle gleich behandelt, ganz gleich ob dick oder dünn, groß oder klein, ständig krank oder noch nie gefiebert, ob hochintelligent oder geistig reduziert, ganz gleich ob schon Allergiker, Asthmatiker, Neurodermitiker, Behinderter, genetisch Geschädigter, gerade im Wachstumsschub oder Zurückgebliebener, ob Sommer oder Winter - eine erschreckende Ignoranz individueller Voraussetzungen vor der Impfmaßnahme ist festzustellen. Das Eingehen auf individuelle Besonderheiten scheidet bei den Impffragen völlig aus, die Impfausführer verhalten sich hier kommunistischer als der Kommunismus.

Mahnt eine Mutter bei ihrem Kinderarzt krankhafte Reaktionen auf Impfungen an, wirft er sie nicht selten mit Drohungen aus seiner Praxis. Impfungen seien gut bekömmlich, so heißt es fortlaufend. Was die Mutter dann bei ihrem Kind nach Impfungen beobachte, habe nichts mit der Impfung zu tun, das sei nur eine **zufällige Neuerkrankung**.

Mir sind haarsträubende Fälle von streng anzunehmenden Impfschäden berichtet worden, wie 12 Stunden nach der 6-fachen Impfung mit einem ungewöhnlich langen epileptischen Anfall zu reagieren, der als ein anderes Krankheitsgeschehen bezeichnet wurde, das nichts mit der Impfung zu tun habe. Das behaupten der impfende Kinderarzt, der Oberarzt und Chefarzt der Klinik, in die wegen weiteren Krampfanfällen eingewiesen wurde. Natürlich gab es auch keine Meldung an das Robert-Koch-Institut, wie es der Gesetzgeber den Ärzten vorschreibt. In der Familie dieses Kindes hat es vorher niemals Krampfleiden gegeben. Das Dumme an der Sache: Keiner kann beweisen, ob das ein Impfschaden ist oder nicht. Aber: Sollte man nicht annehmen, dass die behandelnden Ärzten doch eher die Interessen der Patienten als irgendwelche anderen vertreten?

Mit allem Nachdruck setzt der Arzt hier seine Kompetenz und Autorität ein. Seine Akzeptanz und sein hohes soziales Prestige und die verklärte Bewunderung seiner Fernsehkollegen von der Schwarzwaldklinik lassen viele Eltern kaum zweifeln an dieser Darstellung. So verwundert es nicht, dass Schadensmeldungen bei Gesundheitsämtern nach Impfungen trotz Meldepflicht kaum erfolgen. Ohnehin werden nur die wenigsten Impfschäden Anerkennung finden, da es kaum harte, gesetzlich festgelegte Kriterien gibt, was denn ein Impfschaden sei. Dann kommen nur die Katastrophen - schwere Gehirnschäden - zur Anerkennung und nur, wenn die erdrückende prompte Entwicklung innerhalb der 1. Woche nach der Impfung einsetzt. Gerichte urteilen immer nur nach *Plausibilität. Ärzte sollten es endlich auch im Interesse ihrer Patienten tun!* (Einen Einblick über die Meldungen von Impfschäden der letzten Jahre erhalten Sie über www.impfkritik.de. Dank der neuen gesetzlich vorgeschriebenen Veröffentlichungspflicht der Behörden können Daten des RKI (Robert-Koch-Institut, Berlin) und des PEI (Paul-Ehrlich-Institut) angefordert und eingesehen werden). Schauen Sie sich an, was alles nach Impfungen passiert, dass die Nerverschädigungen, die in den Waschzetteln der Präparate erwähnt sind, tatsächlich vorkommen.

Nun wissen alle Impfspezialisten noch gar nicht, was bei der Impfinjektion im einzelnen passiert! Es ist bekannt, dass es zu Gegenmaßnahmen (Antikörperbildung) kommt, aber was geschieht mit allen Begleitsubstanzen? Die Impfung ist immer noch ein „**Schuss ins Dunkle**" mit ungewissem Ausgang. Um wie viel schwieriger sind Veränderungen des Geimpften nach einer Woche, nach einem Monat, nach einem Jahr oder noch länger in Korrelation zum Impftermin als eventueller Impfschaden festzuhalten! Und Impfreaktionen sind so individuell verschieden, so uneinheitlich. Wie sollen jemals Statistiken - das geforderte Beweisinstrument - nachweisergiebig werden? Die „5-Minuten-Medizin" vieler Kassenärzte ist überhaupt nicht in der Lage, individuelle Kurzzeit- und Langzeiteffekte der Impfung auszumachen - und sie verweist die einzelnen ohnehin höchst subjektiven Angaben und Beschwerden einfach in das Reich der unbewiesenen Vermutungen und unwissenschaftlichen Spekulationen. Für medizinische Sachverhalte sind wägbare, messbare, reproduzierbare, in jedem Falle objektive und objektivierbare Fakten gefordert. Die gibt es in der Impffrage nicht! Die Beweislast liegt beim überforderten Betroffenen. Er muss einen von Gerichten anerkannten medizinischen Gutachter überzeugen. Medizinisch wissenschaftlich gibt es **keine** objektive Beweisbarkeit für Impfschäden, lediglich eindringliche subjektive Beobachtungskorrelationen. Besteht der Verdacht auf einen Impfschaden, werden sofort Blutproben abgenommen. Diese sind häufig ohne Ergebnis. Im ungünstigen Fall werden andere Krankheitshinweise gefunden und sofort als ursächlich im Sinne der zufälligen Zweiterkrankung genutzt. Weder ist der Impfschaden heute auf dem Blutweg zu beweisen, noch gibt es irgendeine Logik für eine Trennung von Impfwirkung und Zweiterkrankung.

So funktioniert das große Impf- und Medizingeschäft und „der Einzelne steht im Regen". In Böswilligkeit könnte das Impfprogramm angesehen werden wie ein Arbeitsbeschaffungsprogramm für unsere Gesundheitseinrichtungen. Denn wenn es sich bestätigen sollte - was bei unzähligen Einzelfallprüfungen immer drängender und bedrückender sichtbar wird -, dass Impfungen beteiligt sind an der Entstehung von Neurodermitis, Heuschnupfen, Asthma, Infektanfälligkeit, Autoimmunkrankheiten, also von Allergien, eine Rolle spielen bei der Krebsentstehung und die diversen zentralen Nervenfunktionsstörungen unterhalten, dann ist die Kosten-Nutzen-Rechnung der Impfbefürworter gewaltig in Richtung Kosten verschoben.

12. Impfungen und Allergien

„**Allergie**" heißt schlicht und allgemein „Überempfindlichkeit der Abwehr" in ihren Reaktionen gegen fremde Reize. Die verschiedenen krankhaften Ausdrucksformen der Allergie beherrschen heute das Krankheitsspektrum des Alltags. Bei Einschulung war 2007 jedes zweite Kind Allergiker, und eine höhere Dunkelziffer wird vermutet, jedes 3. Kind bereits Neurodermitiker und jedes 10. Kind Asthmatiker. In den folgenden Jahren sind diese Zahlen weiter rasant angestiegen. Mittlerweile ist das Asthma bronchiale die häufigste chronische Kinderkrankheit auf der gesamten Welt. In den Industriestaaten wird häufiger an Asthma als im Straßenverkehr gestorben.

Die Schulmedizin hat keine Erklärung, die befriedigt. Maximal 30% dieser allergischen Störungen könnte man dem Einfluss von Nikotin, Teerprodukten, Dieselkraftstoffen, Ozon und chlorierten Kohlenwasserstoffen zuordnen, der Rest ist ungeklärt. Die Schulmedizin verwaltet die Störungen und kann nur ohnmächtig konstatieren, wie die Zahlen jährlich steigen.

Die Haltung der Schulmedizin zu dem Allergieproblem in der Praxis illustriert die Tabelle 3, die ich der Ärztezeitschrift „Kassenarzt" in der Ausgabe 21, 1996 entnommen habe. Es wendet sich hier das Robert-Koch-Institut als Bundesgesundheitsamt an die Ärzteschaft mit Ratschlägen, wie Ärzte den Patienten erklären können, warum sie Allergien haben, dauerhaft von Beschwerden geplagt sind, und was sie dagegen tun können. Diese Erklärung war notwendig, weil Allergiepatienten chronisch leiden und keine Aussicht auf Heilung erkennen können. Was kann der Arzt als hilfloser Helfer dem Patienten antworten?

Zunächst gibt es die erbliche Disposition. Das ist impfkritisch nachvollziehbar, da wir in der 5. Generation nach dem gesetzlichen Beginn der Pockenimpfung 1874 leben. Alle Impfungen geschehen, bevor Kinder geboren werden.

1. es gibt eine genetische Disposition

2. an Umweltfaktoren gelten als auslösend.

a) die Hausstaubmilbe

b) die Haustiere

c) die schlechte Luft in zu gut isolierten modernen Wohnungen

d) so manche Nahrungsmittel

e) Dieselkraftstoffe

f) rauchende Eltern

3. Den Ärzten wird geraten, die Betroffenen zur Prophylaxe zu mahnen:

a) synthetische Bettwäsche anzuschaffen, Sitzmöbel und Teppiche aus Stoff zu entfernen

b) Haustiere abzuschaffen

c) gut zu lüften

d) wieder lange zum stillen zu ermutigen und mit der Zufütterung ein halbes Jahr zu warten

e) vor Luftschadstoffen zu schützen

f) das Rauchen abzugewöhnen

Tabelle 3: RKI (Robert-Koch-Institut) zu Allergie und Ärzteschaft

Der andere Aspekt ist die Umwelt. In Studien nachgewiesen und gut bekannt problematisch für Allergiker sind die aufgezählten Umweltfaktoren. Seltsam erscheinen die Empfehlungen für das Beratungsgespräch an die Ärzteschaft, den Patienten synthetische Wäsche und Wohnungseinrichtung, das Abschaffen der Haustiere und das Lüften der Häuser, die aus Energiegründen gerade isoliert wurden, zu empfehlen. Es ist ehrenhaft, zum langen Stillen aufzurufen. Nur, es war gerade die Ärzteschaft, die über 20 Jahre Ende des 20 Jahrhunderts und heute noch zu häufig das Stillen durch ein unsensibles Verhalten um die Geburt herum und danach blockiert hat. Nun erkennt man, dass es doch das Beste für den Säugling ist. Denn merkwürdigerweise reagiert er schon allergisch auf die ersten Karotten oder auf den Apfel. Heute tut sich die nicht gestillte Generation schwer, in das längere Stillen zu kommen. Das wird gesteigert durch die krankhafte Zunahme der operativen Entbindungszahlen. Heute kommt jedes 3. Kind per Kaiserschnitt auf die Welt, obgleich es nur jedes 10 nötig hätte.

Was ich in dieser Zusammenstellung (Tabelle 3) vermisse, ist der eigene Anteil, die Medizin als Faktor für Allergieprobleme. Das ist das Selbstverständnis: Impfungen und andere medizinische Maßnahmen werden gar nicht als Teil des Problems angesehen. Der Arzt klammert sich und die moderne Medizin aus. Impfungen sind in diesem Verständnis keineswegs Teil des Problems. Dieser Einstellung begegnet ein Patient in einer Arztpraxis. Der Patient soll gar nicht erst auf diese Idee kommen.

Und noch ein ungewöhnlicher Aspekt kommt in diesem Angebot an Ärzte zum Ausdruck: Wenn der Patient nun allergisch reagiert, dann hat er ja selber **Schuld**. Dann kann darauf verwiesen werden, dass er hier nicht sorgfältig genug war. Der „Schwarze Peter" wird vom Arzt zu dem Allergiekranken verschoben.

Die erwähnten Umweltfaktoren sind durch Studien und neu durch die „evidence based medicine" deutlich geworden, aber sie sind keineswegs die Ursache der Allergiekrankheit, sondern nur die modulierenden Faktoren eines Leidens. Ihr Anteil liegt nach allgemeiner Einschätzung unter 30%. Den größten Anteil von über 50% haben die Psyche und der individuelle Stress (19). Denn es geht um ein übersensibel gewordenes, beschädigtes Nerven- und Immunsystem. Das können aber Statistiken schwer erfassen.

Allergien sind heute eine Seuche und ungebremst auf dem Vormarsch. Eine vergleichbare Ohnmacht ist gegenüber der Zunahme der Autoimmunkrankheiten und dem Krebsleiden zu erkennen. Jedes 500. Kind in Deutschland erleidet heute bis zum 15. Lebensjahr Krebs. Jährlich steigen in ganz Europa diese Zahlen um 1% kontinuierlich an. Die Hälfte dieser Krebsleiden sind Tumore des Abwehrsystems (20)! Es ist zu befürchten, dass Impfungen in dieser systematischen Verbreitung daran ihren wesentlichen Anteil haben. Erinnert sei an den weiter oben beschriebenen Potenzierungseffekt von Fremdeinwirkungen auf den Menschen.

Unterdessen werden die therapeutischen Konzepte, die Probleme in den Griff zu bekommen, immer aggressiver: Früher oder später greift die Schulmedizin zu **Kortison** oder zu **Zytostatika/Krebsmitteln** (zellteilungshemmende Arzneien). Diese Maßnahmen erscheinen dann unumgänglich, weil anders die Erkrankungen nicht zu beherrschen sind. Jedem Betroffenen wird schnell deutlich, dass hier resigniert wird vor dem Problem und lebensverändernde, zerstörende Eingriffe in die Integrität Mensch hingenommen werden. Das ist achselzuckende Gegenwart unserer Medizin! Die individuelle Überempfindlichkeit wird unterdrückt und dann der Mensch in Richtung Zerstörung geführt. Selbst wenn dabei Erfolge zu verzeichnen sind, so lösen diese Medikamente wieder neue ernste Probleme aus. Denn in der Regel handelt es sich um sehr, sehr lange Einnahmenotwendigkeiten.

Es etabliert sich ein neues lukratives Betätigungsfeld, gentechnisch gegen Tumore anzugehen. Die weltweite Zunahme von Krebs (laut WHO prognostizierte Todesursache Nummer 1 ab dem Jahr 2030) verspricht gute Renditen. Aktuelle Kassenschlager der pharmazeutischen Firmen sind die gentechnisch hergestellten spezifischen Antikörper gegen Tumorgewebe, mit denen Therapiekosten pro Jahr durchaus die 20.000 Euro erreichen. Damit wird zwangsläufig die 2-Klassenmedizin gefördert, da ein staatliches Gesundheitswesen hier schnell in die Finanzierungskrise gerät.

Die Impfindustrie argumentiert allein mit Statistik. Individuelle Katastrophen nach Impfungen sowie die Vorgeschichten interessieren nicht, werden als nicht repräsentativ stehen gelassen. „Diese widersprechen dem allgemeinen statistischen Trend" ist eine häufige Aussage mit der Aufforderung, weiterzumachen wie bisher. Dass dem Paul-Ehrlich-Institut bis zum 15.6.2003 nach Impfungen von 16 Todesfällen im engen zeitlichen Abstand (21) und von 8 Säuglingstodesfällen innerhalb von 24 Stunden im Zeitraum von 2 Jahren seit der Einführung der Sechsfachimpfung im Jahr 2000 (22) berichtet wurde, ist nicht Anlass, Impfungen vom Markt zu nehmen. *Die Dunkelziffer der nicht erfassten Fälle ermittelt man erfahrungsgemäß, indem man die realen Schadensfälle mal 20 nimmt.* Dann sieht die übergangene Angelegenheit schon ganz anders aus!

Die Einzelschicksale von Impfschäden wie auch die bedauerlichen Berichte von Personen, die von Komplikationen durch die Wildkrankheiten schwerstgeschädigt wurden, sind nicht Gegenstand von Untersuchungen, um das persönliche Risiko zu erfassen, das sich aus ihrer Vorgeschichte für andere abzeichnen könnte. Mit solchen Erkenntnissen könnten ganzheitliche Bedingungen für gesund und krank besser und realitätsnäher ermittelt werden, um anderen dieses schwere Los zu ersparen. Was kann zu diesem Desaster beigetragen haben? Warum entgleisen hier Menschen und begrenzen nicht die Folgen? Es interessieren nicht die Alternativen, auf natürlichen Wegen bessere Gesundheit zu erlangen. Nein, es sollen die Impfungen auf Biegen und Brechen durchgesetzt werden.

Der Mangel an biografischen Daten und damit das geringe Interesse für die individuellen Bedingungen, einerseits in die Gefahr einer schweren Schädigung durch Tetanus-, Kinderlähmung oder Masern-Erkrankung zu kommen und andererseits in Allergie zu geraten, wurzelt in der **Konzeptlosigkeit der „modernen" Medizin**. Die Fixierung auf die Materie, auf das Objekt, auf den Erreger verstellt den Blick für das Leben, für das harmonische Ganze am Menschen. Der „Erreger" ist sowenig Ursache für eine Krankheit, wie eine Hand nicht Ursache für die Ohrfeige ist! Impfungen nützen uns nichts bei den neuen erregerlosen chronischen und „modernen" Seuchen, den Allergiekrankheiten, deren Entstehen parallel geht mit der Rückläufigkeit der akuten durchgreifend fieberhaften Krankheiten. Und schließlich wird jedem Laien bald deutlich werden, dass mit Impfungen gegen Erreger sich nur das Spektrum der zur Verfügung stehenden Keime ändert, hingegen die Krankheiten nicht aufhören, wie es für die bakterielle Meningitis an anderer Stelle aufgezeigt wurde.

Der hohe Anspruch an Wissenschaftlichkeit, die in der Impffrage bis heute nicht realisierbar ist, führte in der Vergangenheit zu einer Vernachlässigung von medizinischem Erfahrungswissen. Medizin lebt aber von Empirie und ist noch nie reine Naturwissenschaft gewesen. Dazu fehlt das Wissen von Leben generell. Aber: Was kommt nach den Impfungen? Was tun wir uns an, wenn wir Krankheiten wie Masern, Mumps oder Röteln nicht mehr zulassen, die nachweislich Vorteile gegen Krebserkrankungen bieten? Wenn Wissen fehlt, dann müssen Beobachtungen, Befragungen, Verlaufsbeurteilungen und gerade die Vorgeschichten von geschädigten Personen streng analysiert werden, und zwar in allen Belangen und interessensunabhängig.

Der Mensch als bisher letztes Glied der Evolution von Leben auf dieser Erde hat die optimale Verfeinerung seiner Lebensorganisation erfahren. Diese hat ihren Sitz im Gehirn, welches hierarchisch die Leitung aller Funktionen leistet. Die Hirnnervenzentren steuern die Abwehr und stehen in Interaktion mit der „Seele", der Psyche und der hormonellen Steuerung (Psychoneuroendocrino-Immunologie). In „Ich"-betonter Weise (=individuell) verändern sich örtliche dynamische Abwehrbarrieren (z.B. das „Milieu") und ermöglichen so die Vermehrung von Erregern in Einseitigkeit, was in ein Krankheitsbild übergehen kann. Bei der Allergie können vergleichbare Krankheitsbilder auftreten, nun aber ohne Erreger (z.B. Tuberkulose und nun Sarkoidose = Morbus Boeck oder Krätze und heute Neurodermitis usf.). Eine Tuberkulose ist noch antibiotisch heilbar, eine Sarkoidose, die wie eine Tuberkulose ohne Tuberkelbazillen imponiert, nicht mehr.

Durch Impfungen sollen ernsthaft Krankheiten wie Röteln oder Masern ausgerottet werden. Die Welt wird danach aber nicht „krankheitsfrei" sein. Im Gegenteil, für jede „Lücke" steht ein neuer Erreger bereit („Replacement"), nur immer kleiner, immer bösartiger, immer unbekannter und letztlich auch in immer abwehrgeschwächteren Organismen. Die bekannten Krankheitsbilder können denkbar auch erregerfrei zur Entwicklung kommen.

Das Impfkonzept ist langfristig zum Scheitern verurteilt. Wichtiger werden generelle Konzepte für die systematische Gesunderhaltung vom Lebensbeginn an, Konzepte gegen neue „Seuchen" der Gegenwart und Zukunft wie gegen Allergien, gegen Übergewicht oder gegen den Krebs.

Für die Medizinindustrie ist die Fixierung auf die Krankheitserreger geschäftsfreundlich, denn nur aus dieser Sicht lassen sich antiseptische, antibiotische Medikamente und Impfungen verkaufen. Damit wächst der Markt für die Folgeerkrankungen ohne Erreger, dann aber dramatisch und unheilbar.

Impfungen müssen umbedingt ein gutes Image behalten. Dazu wird immer wieder die Masernimpfung missbraucht, wenn regionale Ausbrüche dieser Krankheit zum Impfaufruf führen, mit der nur allein die Ausrottung dieser Krankheit gelänge. Diese Ausrottungsabsicht hat die WHO (Weltgesundheitsorganisation) allen Staaten aufgenötigt. Nun kann trefflich argumentiert werden, dass es Querköpfe und unverbesserliche Verweigerer gibt, die zur Gefahr der Gesellschaft werden, weil das Ausrotten nicht gelingt. Gleichzeitig folgt der Aufruf zum Impfen des gesamten Impfprogramms. Die Impfindustrie arbeitet unverdrossen weiter an neuen Impfungen und die sollen sich weiter gut verkaufen lassen.

13. Ganzheitlichkeit und Impffolgen

Die Lücke im Wissen um die Impfvorgänge kann gegenwärtig nur über die Beobachtungen und Erfahrungen in der Praxis geschlossen werden. In der von Hahnemann entwickelten Homöopathie werden alle Belange des Menschen (23, 24) und seine Veränderungen nach der Prägung durch die Familie (Gene) und nach Belastungen durch die Umwelt über die Lebensjahre betrachtet. Die Auswirkungen von Impfungen stehen hier in erster Linie im großen Krankheitsfeld der „**Sykosis**". Darunter verstehen wir das fortgesetzte Kranksein mit der Qualität der Übertreibung, des Exzesses, der Neigung zur Überreaktion und Überempfindlichkeit in allen Belangen des Körpers, der Seele und des Geistes.

Hierzu zählen auch Warzen, Polypen, Zysten, Knoten, Organvergrößerungen, Lymphgewebeanschwellungen, Übergewicht, Cholesterin- und Blutfettanstieg, Gallensteine, Nierensteine, Bluthochdruck, Asthma, Frühgeburtsneigung, Bulimie, Überaktivität, Schreib-Leseschwäche, Euphorie, Schwermut, geistige Überaktivität und dann vorzeitige Erschöpfung, Angst wie Phobien, Panikattacken, Aggressionssteigerungen, impulsives Reagieren, Sitzunruhe, Konzentrationsstörungen und vieles mehr. Alle diese „sykotischen" Störungen können besonders durch Impfungen bedingt oder verschärft sein.

Man muss sich das folgendermaßen vorstellen:
Der Stoffwechsel und die Energielage eines belebten gesunden Menschen erhalten einen dynamischen Gleichgewichtszustand. Dieser kann durch die Provokation einer eingespritzten Impfung Stimulation und Arbeitssteigerung erfahren. Es kommen Entzündungen, Fieber, Organschwellungen und Immunaktivierungen in Gange, die integriert werden müssen. Befindet sich dieser Impfling bereits in einer labilen Verfassung, kann der Vorgang generalisierte Veränderungen nach sich ziehen, was sich als schwer diagnostizierbares Unwohlsein und in einem Zustand innerer Aufgeregtheit ausdrücken kann. Im Bestreben, das vormalige Gleichgewicht wieder zu erlangen, begrenzt der Organismus das krankmachende Geschehen auf einzelne Organe, die schließlich anschwellen, überfunktionieren und vergrößert tastbar werden. Das können beim Kind die Polypen (Rachenmandel), beim Jugendlichen der Kropf (Schilddrüse), bei der Frau die Eierstockzyste oder beim Mann der Prostataknoten sein. Diese

Erkenntnisse sammelt man an, wenn man über Jahre die Vorgeschichten der Kranken studiert und mit den Impfdaten korreliert. Nur dann gehen einem die Augen auf. Das ist nicht Gegenstand schulmedizinischer Untersuchungen!

Moderne Seuchen wie der Bluthochdruck, die Fettsucht, das ADS (Aufmerksamkeitsdefizit-Syndrom) müssen folglich mit in die Verantwortung des Impfens hineingenommen werden. Über solche Auswirkungen wird keineswegs diskutiert oder geforscht. Es verlangt unsere Medizin für jede dieser Aussagen umfangreiche Studien, die keiner bezahlen kann und schließlich auch kaum einer möchte. Aussagekräftig wären ohnehin nur die Studien, die gegen Ungeimpfte verglichen werden.

Der Organismus warnt uns, wenn das Gleichgewicht nicht gehalten werden kann, mit Beschwerden (Symptomen) und Körperzeichen. Das können ungewöhnliche Sekretabgänge, Stuhlveränderungen, Hautausschläge, Schlafstörungen und auch Ängste sein. Gewöhnlich werden diese Unbequemlichkeiten heute arzneilich wirksam „abgestellt", was als **Unterdrückung** oder seelisch als **Verdrängung** bezeichnet wird. Danach ist die Störung nicht beseitigt. Bei einer ungünstigen Energielage kann dieses Verhalten in chronische Krankheiten führen oder zu jeder Lebenszeit den Übergang in die dritte chronische Krankheitsqualität, die Zerstörung, bewirken. Dann brechen unvermittelt bösartige Erkrankungen aus. Man mache es sich einmal zur Gewohnheit, bei den „frisch" an Krebs Erkrankten und Diagnostizierten einen Blick in den Impfausweis vorzunehmen. Die scheinbar zufällige, vorausgegangene Impfmaßnahme wird zu häufig gefolgt vom Ausbrechen eines Desasters.

Zusammenhänge bestätigen sich in der Praxis fortlaufend. Der wissenschaftliche Beweis im Detail, was sich konkret in der Abwehr, an den Lymphzellen verändert und wie sich das Reaktionsverhalten des Menschen im Einzelnen und im Ganzen über Jahre verändert, ist auf lange Sicht nur bruchstückhaft zu erwarten. Der Schaden wird heute und schon seit Generationen gesetzt, diesen unwissend zu ertragen ist die gegenwärtige Gleichgültigkeit. Entschädigungen **ohne Umkehrmöglichkeiten** sind nur für wenige traurige Fälle von zerstörten Individuen vorgesehen.

Obwohl Impfungen in Massenaktionen durchgezogen werden, ist definitiv **Freiwilligkeit** gegeben und somit die persönliche Abwägung und Entscheidung empfehlenswert und möglich. Die Amalgam-Diskussion zeigt, dass der Fortschritt von gestern der Wahnsinn von (heute schon!) morgen ist. Jeder Geschädigte muss sich nun allein um seine Amalgam-Entsorgung kümmern und alles selbst bezahlen. Der angerichtete Schaden steht wie eine Individualschuld im Raum, mit der sich nun jeder abzufinden hat. Eine gesellschaftliche Lösung dieses Problems würde schon heute unbezahlbar sein.

Wenn nach 20, 30 oder 40 Impfungen die Gesundheit nachhaltig zerstört ist, andere unheilbare Krankheiten sich etabliert haben, ist wieder jeder Einzelne sich selbst überlassen. Es gibt dann so wenig Heilung, wie die Umkehrbarkeit der Impfungen unmöglich ist.

Bevor ich nun auf die einzelnen Impfungen eingehe, möchte ich hier nochmals betonen, dass der komplette Impfverzicht die beste Entscheidung darstellt. Bei kritischer Betrachtung jeder einzelnen Impfung komme ich zu dem Ergebnis, dass keine einzige Impfung notwendig oder sinnvoll ist. Zu jeder Krankheit, gegen die eine Impfung entwickelt wurde, gibt es bessere und gesündere Alternativen. Wer sich auf ausgewählte Einzelimpfungen einlässt riskiert unkalkulierbare Folgen. Wer bereits sich oder seine Kinder geimpft hat, kann jederzeit damit aufhören und zufrieden sein, wenn bis dahin nichts Nachteiliges beobachtet wurde.

Wer meint, impfen zu müssen, sollte bei Kindern die ersten drei Jahre der Entwicklung (Gehirn) abwarten und sich dann objektiv fragen, ob Vorteile zu den standardmäßig durchgeimpften Kindern zu beobachten sind. Das ist regelmäßig der Fall, sodass der Mut gewachsen sein kann, den völligen Verzicht fortzusetzen.

Schwangere dürfen nach meiner Erfahrung überhaupt nicht geimpft werden.

14. Kurzfassung der Impfkritik

- **Impfungen** stehen im dringenden Verdacht, an der Entwicklung neuer **Seuchen** (Allergische Syndrome, Immunschwächen mit Virusinfekten, Prionen (?), Lücken füllende neue Erreger, Sykosis, Krebs) beteiligt zu sein

- Impfungen sind nur **Exklusivschutz** für Raritäten unseres heutigen Krankheitsspektrums, für Krankheiten von minderer Aktualität und definiert durch Erreger. Durch Impfungen verändern sich Immunsysteme in nachteilhafter Weise.

- Impfungen sind **unnatürlich**, weil sie

= die Abwehrbarrieren hintergehen (Haut, Schleimhaut)

= zur willkürlichen (Unreife-)-Zeit verabreicht werden

= viele unerwünschte Fremdsubstanzen mitbringen

= keine individuellen Besonderheiten zulassen

= einen ungewissen schwächeren Schutz hinterlassen als die echten Wildkrankheiten.

= manche Krankheiten aus dem Kinder- in das Erwachsenenalter verschieben

Impfungen sind
- **zweifelhaft verträglich.** Denn wer bei Mangel an objektiven Beweisen (Kenntnisstand der Wissenschaft!) die subjektiven Angaben missachtet und keine Langzeitbeobachtungen gegen absolut Ungeimpfte sucht, verschließt sich jeder Erkenntnis und Einblicknahme. Nebenwirkungen sind nicht abhängig von der gesetzgeberischen Definition „Impfschaden", sondern vom individuellen Reaktionsmuster in verschieden langer zeitlicher Latenz.

- ein **Riesengeschäft** und gesellschaftliches Massenexperiment. Kosten-Nutzen-Rechnungen sind unsinnig, wenn diese mit „verschlossenen Augen und Ohren" aufgestellt werden. Krankhafte Folgereaktionen von lädierten Abwehrsystemen sind kostenmäßig astronomisch.

- **zweifelhaft sozial**, weil neuen Krankheitsentwicklungen Vorschub geleistet wird („neue Viren", Allergiekrankheiten, Borreliose, Streptokokken im Kindergarten, Nervenschäden). Erhöhter Krankenstand besonders chronischer Art bringt soziale Netze zum Zerreißen und schafft Pflegeprobleme (besonders bei chronischen Nervenkrankheiten)

- **zweifelhafter Fortschritt**, weil die Vorsorgeidee sich nur in dem Erregerkonzept erschöpft, den biologischen ganzheitlichen Lebenslernprozess unbeachtet lässt und sogar unerträglich behindert. Alternativen werden nicht vorangestellt, sondern vernachlässigt und erscheinen schließlich als belanglos. Erfahrungswissen wird vernachlässigt, Beobachtungen werden nicht ernst genommen. Eltern glauben sich nach Impfungen in Sicherheit, doch das Kind ist gefährdeter denn je. Dem Impfereignis schließen sich hoher Krankenstand und unerträglicher Arzneikonsum an.

- Impfungen **werden zum Stigma** zuvor gesunder Menschen, die danach aussichtslose Ausscheidungsbemühungen unternehmen oder gar nicht reagieren oder in zeitlicher Latenz schwere Schäden hervorbringen. Diese Veränderungen finden Eingang in die Erbanlagen und werden früh zu einem Handicap des gezeugten Kindes.

- Schließlich sind Impfungen vielen Medizinern „sakrosankt" (mehr als heilig), sodass diese häufig aufhören, kritisch zu denken, Unlogisches einfach hinnehmen, Schäden übersehen, Folgekrankheiten nicht im Zusammenhang mit Impfungen anerkennen und ihren Patienten mit Einschüchterung und Angstauslösung begegnen, um fortzufahren wie vorgesehen.. Statt Freund und Helfer wird mancher Arzt heute zum Gebieter, Vollstrecker und Verkäufer von Sachleistungen und Pharmapräparaten. Sie leben auch nicht schlecht davon, denn Impfen zahlt sich in der Kassenpraxis aus.

15. Zu den Impfungen im Einzelnen:

(1) **BCG**

heißt Bazillus Calmette - Guerin, ein abgeschwächter aber lebender Tuberkulosekeim. Es ist die Tuberkulose-Impfung, die (bis 1998) am Ende der 1. Lebenswoche noch in der Klinik durchgeführt wurde. Obgleich diese Impfung heute nicht mehr empfohlen ist, zeigt die Medizingeschichte, dass sie schon mehrfach wegen zu deutlicher Schäden aufgegeben wurde und dennoch immer wieder aus der Versenkung hervorgeholt wurde. Sie können sicher sein, dass diese Impfung in erneuerter Form bald wieder kommt. Denn Tuberkulose ist die häufigste chronische Infektionskrankheit der Menschheit. Es besteht Handlungsbedarf! Nur nicht in den wohlhabenden Ländern, die aber wegen ihres Wohlstands Impfungen konsumieren sollen.

Daher einige grundsätzliche Anmerkungen zu dem Problem des Impfens gegen die Tuberkulose. Bisher wurden abgeschwächte aber vermehrungsfähige Tuberkulosebakterien eingesetzt. Diese Maßnahme schützt **nicht** vor Tuberkulose. Im Gegenteil: Es steigt nach dieser Injektion die Empfänglichkeit für die Aufnahme dieser Krankheit. Den letzten überzeugenden Schadensbeweis erbrachte eine Studie, die von 1969 bis 1972 in Indien/Madras durchgeführt wurde: In einer Provinz wurde geimpft, in einer anderen nicht. Es war eine der wenigen Studien, in der ansatzweise geimpft gegen ungeimpft verglichen wurde, da diese Maßnahme bereits in der 1. Lebenswoche erfolgt und alle anderen Impfungen erst Monate später beginnen. Eindeutige Nachteile, mehr und schwerere Tuberkulose hatten die Kinder in der Provinz, in der geimpft worden war! Folgerichtig erließ die WHO (Weltgesundheitsorganisation) 1979 eine weltweite Empfehlung, keine BCG-Impfung mehr durchzuführen (1). Es dauerte von 1972 bis 1998, also 26 Jahre, bis in Deutschland auf Grund dieser Ergebnisse reagiert und diese Impfung abgesetzt wurde! Die BCG war in Deutschland schon einmal zwischen 1930 und 1960 ausgesetzt worden, nachdem von 1929 bis 1930 beim „Lübecker Impfunfall" in der Universitätsklinik 72 Kinder im 1. Lebensjahr an den Folgen der Impfung gestorben waren, hingegen hatte keines der zeitgleich ungeimpften Kinder Tuberkulose bekommen (26).

Der einzige Sinn dieser BCG-Maßnahme so früh im Leben liegt in der Absicht, die schwerste Komplikation einer drohenden Tuberkulose, eine

Gehirnentzündung (Meningo-Enzephalitis) zu verhindern. Hiernach ist nur noch narbige Abheilung möglich, die zu lebenslanger Zerstörung von Hirnfunktionen führt.

Krankheiten dringen nicht so ohne weiteres direkt in das Gehirn vor. Zu seinem Schutz entwickelt der Mensch seine Immunbarrieren, hier die Blut-Gehirn-Schranke, um schon an der Oberfläche und früh dieses Vordringen aufzuhalten. Bedroht sind immer abwehrschwache oder abwehrgeschwächte, unterernährte, beschädigte Menschen. Je jünger der Säugling, um so abwehrschwacher (immuninkompetenter) und um so gefährdeter ist er. Die Muttermilch bringt Abwehrhilfe in Form mobiler (humoraler von B-Lymphozyten) Antikörper (Immunglobuline). Für die Abwehr der Tuberkulose (und auch des „tuberkulinischen" Keuchhustens) ist jedoch eine zellgebundene (T-Lymphozyten) Abwehrfähigkeit erforderlich, die **nicht** mit der Muttermilch zugeführt werden kann.

Mit 3-6 Monaten reicht die herangereifte kindliche zellgebundene Abwehr eines gesunden Säuglings, um der Tuberkulose Abwehrfähigkeit entgegenzubringen, sodass diese Hirnschädigung nicht mehr so leicht auftreten kann. Folglich konnten die möglichen Vorteile einer BCG-Impfung nur bis zum 3. Monat und nach der 6. Lebenswoche theoretisch von Bedeutung sein. Denn das Kind benötigt sechs Wochen nach der Geburt, um nach einer Provokation mit BCG-Impferregern gesteigert und verfrüht zelluläre Abwehrfähigkeit hervorzubringen, was ohne die Impfung nach 3 Lebensmonaten ohnehin genügend funktioniert.

Die Tuberkulose ist in Deutschland seit Ende des 20. Jahrhunderts eine Rarität geworden. *Das liegt keinesfalls an der Impfung und auch nicht an den erfolgreichen Antibiotika gegen die Tbc, die ab 1942 zur Verfügung standen, sondern eindeutig an dem aufkommenden wirtschaftlichen Wohlstand (47)! Allein die Verbesserung von Ernährung, von Hygiene und von Sozialstandards drängen erfolgreich Krankheiten wie auch die Tuberkulose zurück!* Waren es zuletzt noch die Großväter, die in der Großfamilie ihre meistens im Krieg erworbene Tuberkulose unbemerkt an ihre Enkel weitergaben, so ist heute in Zentraleuropa die Gefahr überschaubar geworden. In der Kleinfamilie und nach den Generationswechseln ist keine akute Tuberkulosegefahr mehr zu befürchten. Die Impfung ist und war eher ein Ärgernis, weil diese

- eine Impfung mit lebenden, vermehrungsfähigen Bakterien (Tuberkel-Bazillen) ist

- so früh in der 1. Lebenswoche verabreicht wird

- sehr alte vererbte Empfindlichkeiten reaktiviert („Tuberkulinie": noch um das Jahr 1900 waren 95% der deutschen Bevölkerung bis zum 20. Lebensjahr infiziert, ungefähr 30% von diesen erkrankten in ihrem weiteren Leben an Tuberkulose)

- den Haut (Tine- oder Mantoux)-Test bei Verdacht auf Tuberkulosekontakt falsch positiv verändert. Die schwer zu erkennende Tuberkulose kann dann nur über Röntgen- oder Erregernachweis belastender diagnostiziert werden. Durch die allgemeine Zunahme allergischer Dispositionen sind diese Hauttests heute ohnehin nichts mehr wert, da diese zu häufig falsch positiv ausfallen! Trotzdem bestehen noch heute manches Gesundheitsamt oder mancher Werksarzt auf diesen Test. Daher kann man diesen Test mit Recht verweigern.

- bei unerkannter angeborener Immunschwäche (selten) zu tödlicher Gefährdung führt.

- bei BCG-sensiblen Kindern frühes Kranksein auslöst (Neurodermitis, Koliken, Schlaf- und Stillstörungen wurden beobachtet, Anfälligkeiten für Lungen-, Bronchien, Blasen- und Nierenkrankheiten, unklarer Anteil an dem plötzlichen Kindstod). Solche Schädigungen sind erst im Nachherein zu verdächtigen. Beweise gibt es keine!

- dazu beiträgt, dass „tuberkulinische" Krankheiten (Keuchhusten, Masern u.a.) schwerer ausfallen.

- Geimpfte ihre wieder aktivierte „Tuberkulinie" an ihre Nachkommen (Vererbung) weitergeben. *Man darf nie vergessen, dass alle Impfungen geschehen, bevor das erste Kind der nächsten Generation geboren wird.*

Keuchhusten und Masern haben als akute Krankheiten eine Verwandtschaft zu der chronischen Krankheit Tuberkulose und damit auch zu den Folgen der BCG Impfung bei vielen Geimpften. *Mit dem Beenden dieser Impfung und dem Nachlassen der Tuberkulose, allgemein mit dem „Vergessen" dieser Empfindlichkeiten, die wir „Tuberkulinie" nennen, von*

Generation zu Generation, werden Keuchhusten und Masern immer un-
bedeutender und harmloser. Man kann auch sagen, wir brauchen diese
Krankheiten immer weniger für unsere langfristige Gesunderhaltung. Di-
ese Krankheiten sind erst mit der Einführung der entsprechenden Imp-
fungen wieder „gefährlich" geworden, als gefährlich erklärt worden.

In den deutschsprachigen Ländern ist seit 2000 die Ablehnung der BCG
einheitlich. Immer wieder tauchen alte Meinungen auf. Ignoriert wird im
Laufe der Zeit, dass kein Nutzen, sondern nur Schaden von der Wieder-
aufnahme dieser Impfung ausgeht. Erneuerte BCG- Empfehlungen werden mit einer Gefährdung durch Einschleppung der Tuberkulose aus den
Drittweltländern, über Asylanten, Gastarbeiter und unkontrollierbare
Einwanderungen begründet. Sehr wohl existiert dieses Risiko. Grundlage
für die Verbreitung dieser Krankheit sind wirtschaftliche Not, menschliches Elend, Unterernährung und andere zur Immunschwäche führende
Krankheiten wie AIDS, Krebs oder chronischer Drogenkonsum. *Ein gut*
genährter abwehrstarker Westeuropäer und ein gesunder Säugling nach
dem 3.-6. Monat werden nur selten an Tuberkulose erkranken. Da jede
Familie die eigene Lebenssituation überblicken kann, (ob sie z.B. einen
Ausländer beherbergt), die Säuglinge sehr „hygienisch" in Wiege und
Kleinfamilie aufwachsen und sich die eigentliche Gefahr und Schutzlo-
sigkeit nur auf die 1.-12. Lebenswoche begrenzt, ist die BCG-Impfung
eine überflüssige, ärgerliche und unnötige Belastung. Der Verzicht kann
bereits in der Schwangerschaft entschieden werden, sollte denn diese vermutlich mit moderner Gentechnik erneuerte Impfung wiederkommen.
Es wird daran bereits gearbeitet.

(2) Keuchhusten (Pertussis)

ist eine akute Krankheit mit Bakterien, die praktisch eine lebenslange
Immunität hinterlässt. Die Bakterien werden durch Anhusten bis auf
5-Meter-Entfernung und auch in versteckter Weise durch geimpfte Personen übertragen. Nach einer Woche grippeähnlicher Symptome entwickelt sich der diagnoseweisende Anfallhusten, der vorwiegend nachts mit
Würgen, Erbrechen und angestrengtem lauten Lufteinzug beeindruckt.
Hustenmittel sind nutzlos und schädlich, da es sich um kleine Läsionen
an den Atemwegen handelt, die nicht weggehustet werden können. Erst

mit der Abheilung nach 6 bis 12 Wochen klingt die Erkrankung mit dem frustranen Husten ab.

Tuberkulinische Kinder - wie auch BCG-geimpfte - sind besonders anfällig für diese Krankheit. Auch der Keuchhusten benötigt eine intakte zelluläre Abwehr. Der Säugling ist durch diese Krankheit im 1. Lebenshalbjahr ernsthaft gefährdet, da es keinen Schutz durch die Muttermilch gibt. Grundregel sollte daher für jede Mutter sein, sich mit ihrem Säugling von hustenden Kindern fernzuhalten. Jeder über 1-2 Wochen andauernder Husten von Kontaktpersonen, besonders wenn dieser anfallartig verläuft, muss zunächst als Keuchhusten verdächtigt werden. Entsprechend umsichtig sollen auch in der Arztpraxis Säuglinge von solchen Verdachtsfällen aus dem Wartezimmer abgesondert werden. *Ungeimpfte gesunde Kinder können diese Krankheit nach dem 1. Lebensjahr ohne Gefahr durchmachen.*

Keuchhusten dauert bei homöopathischer Begleitung selten länger als sechs Wochen. Zwischen dem 6. und 12. Lebensmonat muss abgewogen werden, ob die bisherige Entwicklung eine Keuchhustenbelastung erlaubt (Reife, bisherige Krankheitsverläufe, Ernährungszustand). Vor dem 6. Lebensmonat ist das Risiko Keuchhusten für den Säugling zu hoch (Lungenentzündung, Hirnschäden und Entwicklungsstillstand) und kann durch rechtzeitig verordnete Antibiotika, die aber nur in der grippalen Anfangsphase wirksam sind, in spätere Zeiten verschoben werden.

Die alte (zelluläre) Keuchhustenimpfung stand in hohem Maße im Verdacht, schwere Schäden im Nervensystem ausgelöst zu haben (25). Ein neuer („azellulärer") Impfstoff kann das Gleiche auslösen, nur statistisch seltener. Ob diese Alternative ein echter Gewinn ist, bleibt fraglich. Der „Fremd"-Charakter der Impfmaßnahme zur Unzeit (3. Monat), verpackt in einem Kombinationsimpfstoff mit Zusatzstoffen bleibt erhalten und somit die impfspezifische Abwehrstörung. Eltern können kaum überblicken, ob sich in der 6-fach Impfung der zelluläre oder der azelluläre Keuchhustenteil befindet. Für die Impfbefürworter scheint das unerheblich zu sein.

Ein schulmedizinisch begleiteter Keuchhusten (mit Fiebermitteln, mit zu spät verordneten Antibiotika, mit passiven Antikörper-Gaben (Keuchhustenhyperimmunglobulin), mit hustendämpfenden Medikamenten und mit sinnlosen Hustensäften) dauert länger und hinterlässt häufig Atemwegsanfälligkeiten. Daher sieht die schulmedizinische Vorsorge das

Wohlergehen allein in der Impfvorsorge. *Die wenigen kompliziert ver-laufenden Krankheitsfälle müssten redlicherweise auf ihre persönlichen Bedingungen, auf ihr Risikoprofil hin studiert werden, um differenzierte Aussagen zu gewinnen, wer durch Keuchhusten gefährdet wird und wer nicht. Derlei individuelle Betrachtungen und vor allem, daraus Konse-quenzen individueller Art zu ziehen, sieht die Schulmedizin nicht vor.*

Die Keuchhustenimpfung taugt nicht viel. Zu häufig erkranken Ge-impfte, zu schwach ist der versprochene Schutz. Im Jugend- und Erwach-senenalter taucht diese Krankheit jetzt vermehrt wieder auf und gefährdet Säuglinge im vermeintlichen Glauben, es könne nicht sein. Die Keuch-hustenimpfung ist daher sehr entbehrlich, wenn Eltern im 1. Lebensjahr ihres Kindes umsichtig und aufgeklärt sind!

(3) **Tetanus**, der Wundstarrkrampf

Diese Impfung ist heute die populärste und die am häufigsten aufgedrängt wird. Das Selbstverständnis: „Wunde gleich Tetanusimpfung" sitzt tief, so tief, dass sogar jüngere unerfahrene Ärzte Verletzten in Unfallambu-lanzen erzählen, dass die Ablehnung einer Tetanusimpfung unweigerlich den Tod nach sich ziehen würde. Dann ist meistens gemeint, dass im Falle eines Tetanus der Tod zwangsläufig eintrete. Diese Schreckensaussichten schüchtern gewaltig ein!

Tetanus soll durch Gifte (Toxine) anaerober Bakterien (Erreger, die un-ter Sauerstoffmangel gedeihen), die sich nach Verletzung in Wundtaschen ansiedeln, ausgelöst werden. Unwissende erfahren nicht, dass Tetanus auch ohne Wunden, ohne das Eindringen dieser Bakterien von außen vor-kommt (27). Außerdem ist unbekannt, wie die Toxine freigesetzt werden. Bekannt ist nur, was das Auftreten von Tetanus begünstigt:

- Durchblutungsstörungen,
- Luftabschluss der Wunde,
- Gewebetrümmer,
- Schockgeschehen,
- Immunschwäche
- saurer Gewebe pH wie bei Entzündungen
- Neugeborene (Nabel), alte Menschen
- alleinige Tetanusaktivimpfung

Die Tetanuserreger gehören einer Bakterienklasse (Clostridien) an, die für die Abräumung von Gewebetrümmer zuständig sind. Sie können in Dauerformen als Sporen lange außerhalb des Menschen überleben und sich im Bedarfsfalle sofort entwickeln. Die als Tetanusgifte bezeichneten Toxine treten im traumatisierten Gewebe auf, zerstören Blutzellen und verkrampfen als Nervengifte Willkürmuskeln am Ort des Geschehens oder generalisiert. In 1-2% der generalisierten Fälle kommt es trotz intensiver medizinischer Betreuung zum Tod durch Lungenlähmung. Im höheren Alter steigt diese Rate bis auf maximal 30% an (28). Die eigentlichen Risiken liegen in der ersten Woche nach der Geburt, der Nabeltetanus, der durch strikte Reinhaltung leicht verhindert werden kann, und im höheren Alter. In einem gesunden gut durchbluteten Gewebe können sich Tetanussporen praktisch nicht vermehren (29). Daher ist der Tetanus bei Kindern und Jugendlichen eine absolute Rarität. Das Erkrankungsrisiko für Tetanus liegt in den Wohlstandsländern bei 1 Fall auf 4-8 Millionen Menschen im höheren Alter. Im Kinder und Jugendalter tendiert das reale Tetanus-Risiko praktisch gegen Null, kommt bei guter Versorgung, Wundhygiene und Wundschutz praktisch nicht vor!

Die Impfung gegen Tetanus wird hergestellt, indem man die Erreger in einem Medium bei 38-40 Grad über 6-8 Wochen bebrütet und eine Toxinfreisetzung annimmt. Durch chemische Zusätze werden die Erreger zerstört und das angenommene Toxin „entgiftet", dann heißt es Toxoid. Anschließend wird ein „Aluminium-Adjuvans" zugesetzt (30). Dieser Vorgang ist sonderbar, denn Toxine sind für Immunisierungsvorgänge ungeeignet. Normalerweise kann das Immunsystem gegen Gifte keine Antikörper bilden, sondern diese benötigen ein Antitoxin wie bei Schlangengiften. Durch die Zugabe von Adjuvanzien sollen hier nach Darstellung der Herstellerfirmen Immunreaktionen intensiviert werden. Aber was schützt hier später?

Die Tetanus-Aktivimpfung mit dem Toxoid löst messbare Antikörperbildung im Blut aus. Was da im Menschen geschieht und im Labor gemessen wird, ist aber nicht geklärt und nicht gleichbedeutend mit Schutz vor Tetanus! Interessanterweise lassen sich bei ungeimpften Menschen in Afrika die gleichen Antikörper finden (7). Diese untersuchten afrikanischen Kinder waren nie geimpft worden und hatten keinen Tetanus durchgemacht. Weiterhin ist bekannt, dass ein durchgestandener Tetanus keine Immunität, keinen Schutz hinterlässt und daher jederzeit wiederkommen kann. Wie kühn ist dann die Behauptung, dass die Impfung schützen könne? Die häufige Impffrequenz von alle 5-10 Jahre ein Leben lang weist eher darauf hin, dass die Impfung keine Qualität hat. Tritt dennoch ein seltener Tetanusfall auf, so war dieser Mensch meistens zuvor geimpft, nur, so die Behauptung, nicht häufig genug!

In einigen Staaten Afrikas und in den Philippinen weigern sich viele Frauen und islamische Führer, diese Impfung anzunehmen. Dazu muss man wissen, dass mit dieser Tetanus-Impfung (wie auch mit der Polioimpfung) Bevölkerungspolitik vom Westen und den Industriestaaten betrieben wurde: Man reicherte die Impfung mit dem Schwangerschaftshormon Beta-HCG an und verabreichte diese Injektionen gezielt jungen ahnungslosen Frauen. Diese bilden dann Antikörper gegen dieses Hormon und verlieren alle weiteren Schwangerschaften durch Fehlgeburten. Daran war auch die Bill-Gates Stiftung beteiligt (31).

Die Krankheit Tetanus ist nach dem Jahr 2000 in Deutschland seltener als ein Sechser im Lotto! Man kann getrost auch auf diese Impfung verzichten und mehr Sorgen mit Unfällen im Straßenverkehr haben. Leben lässt sich nicht perfekt absichern. Trotz guter Ausschilderung gibt es weiterhin Geisterfahrer auf den Autobahnen und auf geraden Straßen ohne Hindernisse Unfälle. Man kann es kaum nachvollziehen.

Schließlich kann noch aktive Hilfe für die Wunde angeboten werden, einmal mit der Wundreinigung (bluten lassen, spülen) und mit der Verhinderung von Entzündungen (Ruhigstellen, Hochlagern, homöopathische Arzneihilfe). Darüber gibt die Folgebroschüre „Nicht impfen - was dann?" Auskunft (15). 200 Jahre Homöopathie-Erfahrung legen nahe, in jeder Haus- und Reiseapotheke die fünf wichtigsten Akutmittel (Aconitum, Arnika, Hypericum, Ledum, Cantharis in der C 30-Potenz) als wirksame Hilfe zur Reduzierung der Wundentzündung mitzuführen und ein geeignetes sofort zu verabreichen.

Tetanus-Impfungen werden heute zu häufig durchgeführt. Nach jeder Verletzung haben Sie praktisch 48 Stunden Zeit, um zu überlegen, wie sie sich verhalten wollen, denn die vermutete Toxinentwicklung droht frühestens ab 3. Tag bis zu 3 Wochen. Daher können Sie sich aus der Konfrontation während der Wundversorgung mit dem Hinweis entziehen, dass Sie diese Frage mit „Ihrem Vertrauensarzt" klären werden, oder wenn Sie sich entschieden haben, dann sagen Sie doch einfach, dass bei

Ihnen alles in Ordnung sei, um sich einer lästigen Diskussion und Repression zu entziehen.

Die Möglichkeit einer sogenannten „Passivimpfung", die Gabe von „Schutzantikörpern", sollte gut überlegt sein: Die Herstellung dieser Passiv-Impfung erfolgt durch eine Hyperimmunisierung mehrfach aktiv mit Tetanusimpfungen überimpfter freiwilliger Personen, aus deren Blut „spezifische Antikörper", Immunglobuline, gewonnen wurden. Wenn aber auf ein Toxin oder Toxoid von Tetanus keine Antikörper gebildet werden können, muss man sich fragen, was denn hier bezweckt werden soll? Man wende sich eher der Säuberung, der gründlichen Versorgung und der Ruhigstellung der Wunde zu, als dass man sich mit diesen suspekten Injektionen weiteren Schwächungen ausliefert.

Die Tetanusimpfung hat keine soziale Bedeutung, ist allein eine individuelle Angelegenheit, sollte daher in der Entscheidungsbefugnis jedes einzelnen bleiben! In jedem Falle kann diese Impfung bis zur Volljährigkeit und Selbstentscheidung bei Kindern und Jugendlichen unterbleiben. Bei den vielen Ungereimtheiten dieser Impfkonzeption sehe ich keine plausible Grundlage, diese Impfung überhaupt weiter zu verwenden.

(4) Diphtherie

Der Erreger der Diphtherie, das Corynebacterium diphtheriae, entzündet die Rachenlymphorgane, führt zu einer membranbildenden Mandelentzündung und zu einer Krupp-Kehlkopfentzündung. Unter der Anwesenheit bestimmter Viren (Bakteriophagen) kann es zu einer Diphtherietoxinbildung kommen. Hier ist also der Mechanismus der Giftfreisetzung bekannt. Dieses Toxin schädigt den Herzmuskel und die Nieren. Todesgefahren entstehen durch Erstickung und mit der Toxinentwicklung durch Herzschädigungen, alles in Abhängigkeit von der individuellen Abwehrlage. Daher tritt Diphtherie gehäuft in Notzeiten, in Elendsregionen und in jüngerer Zeit in den Slums von Großstädten Russlands auf. Die letzten Diphtherie-Epidemien Zentraleuropas begrenzten sich auf die Nachkriegszeit, ebenfalls Bedingungen menschlicher Not, des Elends, der Unterernährung und der Abwehrschwäche. Unter diesen ungünstigen Bedingungen gab es 3-9% tödliche Verläufe (32).

Diphtherie kann als Wunderreger vorkommen und durch Ansteckungen auch von geimpften Personen über infizierte Wunden weitergegeben werden. Bekannte, aber seltene Übertragungswege von Diphtheriebakterien über Wunden können durch Tourismus aus Ländern, in denen Diphtherie vorkommt, wie im Fernen Osten (z.B. Indien) nach Europa eingeführt werden. Die heutigen Ärztegenerationen verfügen nicht mehr über die Erfahrung in Erkennung und Begleitung der Diphtherie. Einzelfälle von Diphtherie in Deutschland zeigen, dass selbst Mediziner dann kopflos, hektisch und unüberlegt handeln, was die Betroffenen eher gefährdet. Stattdessen werden die Medien angerufen, und es gehen Beschimpfungen auf die Betroffenen nieder, warum sie sich der Impfstrategie entziehen.

Für einen normal entwickelten, gut genährten und abwehrstarken Menschen ist Diphtherie auch nicht die tödliche Bedrohung, als welche diese immer dargestellt wird. Dennoch sollte Diphtherie nicht stattfinden. *Die zuverlässigste Prophylaxe ist die gute Ernährungs- und Versorgungslage, wie in allen Angelegenheiten von Infektionskrankheiten!* Die derzeitige Gefahrensituation ist gut überblickbar und ermöglicht ein abwartendes Verhalten zum Vorteil des Kleinkindes, das ungestört wachsen darf, sowie auch zum Vorteil jedes Erwachsenen. Das Verlassen dieses Kulturraumes bzw. das Reiserisiko muss generell als besondere Gefahrensituation überlegt werden.

Der unreife Säugling muss zurzeit nicht mit Diphtherie-Impfstoff gefährdet werden. Die Impfung enthält wieder ein „entgiftetes Gift", ein Toxoid, schützt nicht vor der Rachendiphtherie, hat keine soziale und seuchenreduzierende Qualität, ist eine individuelle Angelegenheit und Entscheidung. Die Wirkung der Impfung ist wie bei der Tetanusimpfung zweifelhaft. Offiziell wird zugegeben, dass man niemals Wirksamkeitsstudien durchgeführt hat, weil man keinen Zweifel an der „Wirksamkeit" der Impfung habe (33). Es wurden auch keine Zweifel wach, als nach dem zweiten Weltkrieg in Europa die Zahl der Diphtheriefälle in Ländern ohne Diphtherieimpfung ebenso hoch ausfielen wie in Ländern, in denen gegen Diphtherie geimpft wurde (34). Diphtherie-Bakterien können mit Tetracyclinen behandelt werden.

(5) **HiB**-Infektion

Die nächsten drei Impfungen (HiB, Pneumokokken, Meningokokken) sollen die bakterielle Hirnhautentzündung reduzieren helfen. Diese Strategie, gegen immer mehr Erreger einer Krankheit durch Impfungen vorzugehen, wird immer absurder.

Dieses Vorgehen lässt vermissen, was generell gegen diese Krankheit, die am häufigsten im ersten Lebensjahr vorkommt, unternommen werden kann, damit dieses unzumutbare Geschehen gar nicht erst stattfindet! Was macht den Säugling so anfällig? Was schädigt seine Blut-Hirnschranke? Welche Rolle spielen hier andere Impfungen? Warum sind ungeimpfte Kinder seltenst mit dieser Störung betroffen?

Der „Hämophilus influenzae Typ B" Erreger ist ein Bakterium, das häufig und im natürlichen Vorkommen im Nasen-, Rachen- und Atemwegsraum der Kleinkinder zu finden und an vielen Nasen-Rachen-Infekten beteiligt ist. In seltenen Fällen (33 Fälle auf 100.000 Kinder) war bis 1985, dem Datum der Impfeinführung, HiB bei Hirnhautentzündungen (Meningitis) zu finden, allerdings als der häufigste Erreger der bakteriellen Meningitis im 1. Lebensjahr! Diese sind zwar antibiotisch behandelbar, aber häufig bleibt nach einer verspäteten Diagnose infolge einer Innenohrbeteiligung ein Hörschaden bis zum Hörverlust zurück. Dieses Risiko besteht nur bis zum Ende des 6. Lebensjahres, da danach Kinder offensichtlich besser in der Lage sind, den Erreger zu beherrschen. Somit ist diese Impfung nach dem 6. Lebensjahr nicht mehr nötig.

Die HiB-Problematik erscheint mir als ein besonderes Beispiel für die Konsequenzen aus dem heute so üblichen, kurzsichtigen schulmedizinischen Handeln: Durch die frühen und umfassenden Impfungen bei Säuglingen, die hiernach folgenden Infekt- und Antibiotikahäufungen werden Abwehrsysteme irritiert, Abwehrbarrieren im Menschen geschwächt und besondere, natürlich vorkommende Erreger wie dieses HiB selektiert und begünstigt. Es kommt zu dem seltsamen Geschehen, dass natürlich beim Menschen vorkommende Keime zu Krankheitserregern werden, die alle Barrieren überwinden und sogar in das Gehirn vordringen.

Oder anders: Die schulmedizinischen Programme und Behandlungsleitlinien bei Kindern führen zu Abwehrstörungen, die das Wachsen, das Vordringen und immer häufiger auch das (gegen Antibiotika) Resistentwerden von bakteriellen Erregern verursachen. Ähnliches ist mit Streptokokken-(große Erregerklasse, auch Scharlach) und Staphylokokken-Bakterien zu beobachten, die nun ständig als Problemkeime in Kindergärten und Krankenhäusern erscheinen.

Bleibt das Kind vollständig ungeimpft, wird es gestillt und hiernach gut genährt und versorgt (Nestschutz), so kann von besseren individuellen Bedingungen, von einem „Frieden" mit den inneren und äußeren Keimen ausgegangen werden. Bakterielle Hirnhautentzündungen sind dann so gut wie ausgeschlossen oder höchst unwahrscheinlich. Das bestätigen die Beobachtungen in der Praxis. Dann kann der Verzicht auf die HiB-Impfbelastung gerechtfertigt sein. Wer nicht geimpft ist, braucht keine HiB- und auch keine Pneumokokken- oder Meningokokken- Impfung! Wer sich mit Teilimpfungen belastet, wird auch an die HiB- Impfung denken müssen.

Die HiB-Erreger können in anderen, noch selteneren Fällen eine lebensbedrohliche Kehlkopfentzündung (Epiglottitis, besonders zwischen dem 2. bis 5. Lebensjahr) begleiten. Andererseits sind nach der HiB-Impfung gehäuft Krupp-Anfälle und Atemwegserkrankungen zu verzeichnen.

Der HiB-Impfstoff enthält als Antigen Membranbestandteile des Bakteriums. Mit 1 ½ Lebensjahren würde eine einzige Impfinjektion impftechnisch ausreichen und ab dem siebten Lebensjahr ist keine mehr nötig, da das Kind genug Abwehrfähigkeit gegen HiB besitzt. Im ersten Lebensjahr sind drei Injektionen nötig - ein deutlicher Hinweis auf die ungenügende Reaktionsfähigkeit (Immuninkompetenz) und auf die Unreife der Kinder dieses Lebensalters. Die HiB-Impfungen werden früh im 3. Lebensmonat angestrebt, da die unangenehmsten Erkrankungsverläufe, die Erkrankung der Hirnhäute, besonders im ersten Lebenshalbjahr drohen. Andererseits sind Hirnhauterkrankungen bei ungeimpften Kindern im ersten halben Lebensjahr generell Raritäten. Impfungen und nachgewiesen Aluminium schädigen die Blut-Gehirn-Schranke, die als natürliche Barriere sinnvoll das Übergreifen von erregerbedingten Erkrankungen auf das Gehirn verhindert, sodass bei der Planung früher Impfungen HiB beigefügt sein sollte. Wer auf Impfungen ganz verzichtet, benötigt auch nicht die von HiB.

Es gibt Studien, die eine Zunahme der Krankheit Meningitis im 1. Lebensjahr nach Einführung der HiB-Impfung anzeigen, nun aber mit Meningokokken, Pneumokokken oder anderen Erregern (54). *Es ist ein „Spiel" ohne Ende: das Krankheitsereignis „Meningitis" wird durch Impfungen nicht reduziert, möglicherweise gar gesteigert. Impfungen eliminieren aktuell bedeutende Erreger, andere Keime füllen dann die Lücken!*

(6) **Meningokokken**

Seit Juli 2006 hat die STIKO die Meningokokkenimpfung in ihre Emp-
fehlungsliste für Deutschland aufgenommen, da seit der Einführung der
HiB-Impfung die Meningokokken die anführenden Bakterien bei der
Meningitis im Kinder- und Jugendalter sind. Es handelt sich um Kokken-
bakterien, die nur beim Menschen vorkommen. Bisher sind 13 Serogruppen dieser Erreger bekannt. Die Mehrheit der klinischen Nachweise bei
bakteriellen Hirnhautentzündungen durch Meningokokken in Deutschland weisen mit 70% Meningokokken der Serogruppe B und nur 25% der
Serogruppe C nach. Die Impfung richtet sich allein gegen die Erreger der
Serogruppe C, die in den USA mehrheitlich zu finden sind. Dort wurde
die Impfung entwickelt.

In der Impfung werden als Antigen Bestandteile der Membran benutzt.
Es ist nach bisherigen Erfahrungen davon auszugehen, dass bei Erfolg der
Impfung der unter Immunschwächebedingungen in das Gehirn eindrin-
gende Anteil der C-Gruppe (0,2 Fälle auf 100.000 Einwohner pro Jahr)
bald durch andere Serotypen ersetzt wird (Gesamthäufigkeit der Menin-
gokokkenmeningitis pro Jahr ca. 0,8 : 100.000, davon 8% mit Todesfolge
und 15% mit Spätfolgen).

Ein seltsamer Aspekt: nur ¼ der heutigen Fälle von Meningokokken-
meningitis könnten möglicherweise durch diese Impfung verhindert werden bei hoher Wahrscheinlichkeit, dass andere Serotypen der Meningokokken das unheilvolle Werk übernehmen, und trotzdem sollen nach der
STIKO alle Kinder geimpft werden! Dieses Vorpreschen mit einer insuf-
fizienten Impfung erklärt sich nur durch die finanziellen Interessen der
Herstellerfirmen, die primär eben **nicht für Deutschland** geplant haben,
aber Argumente nutzen, die auch hier den Verkauf attraktiv werden lassen (35), und die ihren Einfluss auf die zulassenden Gremien ausüben (9).

Natürlicherweise tragen ca. 30% der Bevölkerung diesen Keim in
ihrem Darm. Es gehören abnorme Beeinträchtigungen der Abwehr wie
beispielsweise Impfwiederholungen vor Klassenfahrten dazu, dass dieses
Bakterium zum Problemkeim wird. Wer auf Impfungen verzichtet, benötigt auch diese seltsame Impfung nicht.

(7) **Pneumokokken**

Der nächst häufige Keim bei Meningitis ist der Streptococcus pneumoni-
ae, oder kurz Pneumokokkus, der jetzt auch mit einer Impfung bekämpft

werden soll. Unglücklicherweise gibt es bisher wieder nur eine Impfung aus den USA, wo wieder andere Serogruppen als bei uns relevant sind. Aber im Rahmen der zur Verfügung stehenden Netzwerke dieser Pharmakonzerne, die versuchen, diese Impfung gewinnbringend zu verkaufen, nimmt man diesen Fehler hin. Immerhin: Für ein paar Erregertypen reicht diese Impfung auch noch in Deutschland. Die STIKO scheint gute Beziehungen zu diesen Firmen zu haben (9), denn sie empfiehlt diese Impfung für Deutschland und steigert mit der Empfehlung dieser Injektionsserie die gesamten Impfkosten für die Krankenkassen allein um 60% (36)! Vorgesehen sind 4 Impfungen, 3x im 1. und eine im 2. Lebensjahr, die zusammen heute ca. 250 Euro kosten.

Pneumokokken kommen bei 70% der Bevölkerung natürlicherweise auf den Atemwegsschleimhäuten vor und sind keineswegs überraschend als Erreger bei Mittelohrentzündungen und bei der Lungenentzündung von Kindern und alten Leuten anzufinden (fakultativ pathogen). Ähnliches sieht man bei dem Darmkeim E.coli, der bei vielen Entzündungen und nun auch bei Hirnhautentzündungen ansteigend vorkommt, weil die Wirtsbedingungen, aus welchen Gründen auch immer, dieses zulassen oder begünstigen. *Dieses „Spiel" der austauschbaren Erreger scheint unendlich fortsetzbar zu sein. Da lassen sich noch viele Impfungen entwickeln, es sei denn, man verlässt diesen kurzsichtigen Weg dieser Art von „Prävention" rechtzeitig!*

Es gibt über 90 bekannte Serogruppen der Pneumokokken, von denen zurzeit ein Fünftel bei 90% der Erkrankungen vorkommen. Die Impfung richtet sich gegen 7 Serotypen, die in den USA bei 80% der Erkrankungen gefunden wurden. In Deutschland sind Pneumokokkenerkrankungen laut Klinikberichten (1997-2003) in 16 von 100.000 Fällen von Kindern unter 2 Lebensjahren pro Jahr gemeldet worden, und es führte der Serotyp 1, der in der Impfung nicht vertreten ist (36).

In den USA hat man auf die Prüfung der Verträglichkeit dieser Impfung gänzlich verzichtet. Hier in Deutschland hat man die Impfung ebenso ungeprüft übernommen, obgleich noch nicht einmal ein Überwachungssystem eingerichtet wurde, dass die zahlenmäßige Bedeutung dieser Erregergruppe aufzeigen könnte (36). Der Mangel an Daten wird einfach übergangen. Die Impflobby betreibt in dieser Selbstherrlichkeit und ungezügelten Freiheit ein sarkastisches Geschäft mit den Menschen. Die PnK.-Impfung ist für die zwei herstellenden Firmen in USA ein

„Blockbuster", das bedeutet, dass grösste Umsätze gemacht werden. Dazu zählen noch die Impfungen gegen HPV und gegen die Hepatitis B.

Ernste Beobachtungen von Nachteilen seit der Einführung dieser Impfung in den USA gibt es bereits: Beobachtet wurden eine Zunahme von gefährlicheren Verläufen von Meningitis bei älteren Menschen, und bei den Kindern eine Zunahme des Problemkeimes Staphylokokkus aureus in Massenbesiedelungen bei Mittelohrentzündungen. Dieser Keim gilt als multiresistenter Problemerreger der Kliniken, die nur noch wenige wirksame Antibiotika zur Bekämpfung zur Verfügung haben (36). Zwei Todesfälle von Säuglingen in Frankreich, drei in Holland und vier in Japan nach der Pneumokokkenimpfung Prevenar® 2011 genügten nicht, diese Impfung zu stoppen (58). Auch in Deutschland gab es zehn Meldungen von Säuglings-Todesfällen nach Prevenar® beim Paul-Ehrlich-Institut, die aber offiziell nur als „Verdachtsfälle für Impfschaden" deklariert wurden, obgleich sich alle diese Todesfälle von Japan bis nach Europa in der ersten Woche nach der Injektion ereigneten (59).

Ein sinnvolleres Konzept zur Reduzierung der Meningitis allgemein existiert nicht und ist auch nicht in Planung. Die nächsten Keime, die nun bei Meningitis mit ansteigender Häufigkeit gefunden werden, sind schon identifiziert: die Streptokokken, die Staphylokokken, die Listerien, die Darmkeime E.coli und die Borrelien der Zecken. Sicherlich werden die Impfungen bald folgen. *Meningitis und Enzephalitis werden, möglicherweise nach kurzen Phasen von Rückläufigkeit, mit Erregerwechsel langfristig eher kontinuierlich zunehmen, und das gerade mit der Unterstützung durch solche Impfungen.* Bleibt abzuwarten, wie lange es sich in Deutschland die STIKO leisten kann, weitere Impfoffensiven aus den USA zu übernehmen, ohne dass das Impfvolk ins Grübeln und Zweifeln kommt. Für die Pneumokokkenimpfung ist bereits in 2007, wohl dem schlechten Gewissen folgend, ein für Deutschland erweiterter Impfstoff mit 13 Serotypen 2013 im Programm. Nun lässt sich diese teure Impfung argumentativ wohl besser hier verkaufen. Wenn sich die Firmen zu sehr verspäten, wird sie „das Leben" bestrafen, wie Gorbatschow so treffend formulierte: Denn das Geschäft könnte ausfallen, wenn die negativen Folgen dieser Impfung früher eintreten und publik werden. Die Impfung mit den 13 Serotypen heißt Prevenar 13® und enthält wieder Aluminium.

(8) **Poliomyelitis**, die Kinderlähmung

weist einen Darm-(Entero-)Virus auf. Dieser führt zu Durchfällen. Über Schmierinfektionen ist mit einer weiteren Ausbreitung dieses Erregers zu rechnen. Die Impfung wurde Jahrzehnte mit dem abgeschwächten, aber **vermehrungsfähigen Impfvirus** als Schluckimpfung durchgeführt. Die US-Amerikaner verbreiten noch 2007 im Irak und in anderen Ländern der 3. Welt weiterhin diese Lebendimpfung. Das wird heute in Deutschland (laut STIKO) als Kunstfehler angesehen. Hiernach kommt es zur Ausscheidung und Verbreitung des Impfvirus. Geimpfte gefährden hier die Ungeimpften, denn bei ungünstigen Bedingungen (wiederum Abwehrschwäche) können Impfpolioerkankungen entstehen, die wie eine echte Polio aussehen.

Das Poliovirus ist ein „neurotropes" Virus, d.h. es dringt mit Vorliebe in Nervenzellen und in deren Zellkerne ein, um sich - wie alle Viren - im Erbgut (Chromosomen) einzunisten. Zu noch nicht bekannten Anlässen kann das Virus nach Monaten, Jahren oder Jahrzehnten die Nervenzelle so umfunktionieren, dass diese nur noch Viren nachbildet und sich zerstört. Im Ergebnis treten chronisch Nervenschäden mit Ausfällen im Sinne von Funktionsstörungen, Lähmungen, Taubheiten und je nach dem Ort des Geschehens auf. Diese Krankheitsbilder sind chronisch degenerativer Natur und für alle Lebendvirusimpfungen von Bedeutung.

Das unreife frühkindliche Nervensystem sollte mindestens bis zur Sprachentwicklung von neurotropen Viren wie auch Polio völlig verschont bleiben.

Bei einer Wildvirus-Polio-Epidemie soll mit einem Nervenschadensfall auf 100 Erkrankte (1:100) gerechnet werden. Es ist also wiederum nicht zwingend, sondern Ausdruck von Immunschwäche, dass alle Abwehrbarrieren überwunden werden und das zu Vermeidende, der Angriff auf das Nervensystem, eintritt. *Es ist für die Schulmedizin charakteristisch, dass sie Impfempfehlungen aus den Statistiken formuliert und nicht die Individualrisiken der wenigen Geschädigten genauer untersucht. Dann könnte jeder die Bedingungen erhöhten Risikos einsehen, um sich ganzheitlich besser zu wappnen und einen Verzicht der Impfung zu erwägen.* Dann würde auffallen, dass Fehlernährung (Zucker-und Weißmehlkonsum, zu viel tierisches Fett und Eiweiß), Antibiotika, andere Impfungen und andere Risikofaktoren wie der Kontakt mit dem Insektizid und Malariabekämpfungsmittel DDT Gefahren begründen, im Ernstfall fatal zu entgleisen. Solch eine dynamische und vitalistische Sicht von Erkrankungsbedingungen wird medizin-wissenschaftlich nicht verfolgt. Diesen Weg kann sich aber jeder einzelne, an Impfverzicht Interessierte erlauben. Impfvorsorge ist ein Massenprojekt und die Polio-Impfung war lange die populärste Massenimpfung.

Polio soll nach den Vorstellungen der WHO ausgerottet werden. Interessanterweise erledigten sich die Polioepidemien ganz von allein mit dem Aufhören der Pockenimpfungen und dem Verzicht auf den Einsatz des Nervengiftes DDT. Immer wieder wird dieses Gift gegen die Anophelesmücke, den Überträger der Malaria, erfolgreich eingesetzt und prompt flammen wieder Poliofälle auf. Hier muss wohl die gemeinsame potenzierende Wirkung von gesundheitsschädlichen Giften, Impfungen und sonstigen Bedingungen wie Unterernährung konsequenter verfolgt werden, als nur ein radikales Impf- und Ausrottungsprogramm durchzusetzen. Nicht anders wird man bei der Bekämpfung der AIDS Seuche vorgehen können. Doch eindeutiges, vor allem wirtschaftliches Interesse gibt es lediglich für die Bekämpfung durch Impfung. Nur, es gelingt keine Impfung gegen AIDS, und die Besserung der Lebensbedingungen als erfolgreicheres und menschenwürdigeres Programm ist für die armen Länder dieser Welt Illusion. Umgekehrt plant die Impf-Industrie gar nicht für die armen Länder, weil sie dort nichts zu verdienen habe.

Ungeimpfte, so klagen Impfbefürworter ständig an, würden den „Schutz" der geimpften Gesellschaft genießen. Damit formuliert man einen sozialen Anspruch: Alle müssten sich impfen lassen, um die Krankheit auszurotten. Wer sich nicht impfen lasse, verhalte sich antisozial. Alle in Deutschland in den letzten 40 Jahren vor der Einführung des Polio-Totimpfstoffes aufgetretenen Polio-Erkrankungen waren Impfpolio-Fälle. Damit konnte im Gegenteil den Geimpften eine (wohl unfreiwillige) antisoziale Rolle unterstellt werden. Heute kann und darf jeder auf diese Impfung verzichten und sich gegen die Gefahr, durch Viruskrankheiten zu Nervenschäden zu kommen, von Anfang an strategisch anders vorbereiten, als bloß mit Erregerausschaltung (siehe in (13), (14) und (15)).

Denn diese Fähigkeit ist elementar und weiter von Bedeutung bei Masern, Mumps, Windpocken, FSME und vielen anderen Viruserkrankungen, die noch kein Impfthema sind. Dabei sind Impfungen grundsätzlich hinderlich, ärgerlich und komplikationsfördernd.

Seit Anfang 1998 wird in Deutschland nur noch der Totimpfstoff für die Polioimpfung eingesetzt, nun aber als Injektion (nach Salk) und kombiniert mit DTPert (Diphterie, Tetanus und Pertussis) HiB, HepB (Hepatitis B). So scheidet die Übertragungsgefahr von Polioviren aus, aber das Injektionsereignis als unnatürliche Provokation des unreifen Säuglings wird inhaltsschwerer!

Impfkritische Eltern können ihre Kinder vor dieser Impfung bewahren. Seit Jahren gibt es praktisch keine Ansteckungsquelle mehr in Europa.

(9) Masern-Mumps-Röteln-Windpocken

sind vier Viruserkrankungen, die als klassische und gut bekannte Kinderkrankheiten gelten, für die wir genetische Vorteile besitzen, denn Eltern, Großeltern und unzählige Vorgenerationen waren bereits mit diesen Erkrankungen beschäftigt, bevor sie ihre Nachkommen zeugten und ihre Erfahrungen weitergaben.

Alle vier Viren sind neurotrop, befallen bevorzugt das Nervensystem. Jahrhundertelang sind die Verläufe dieser Krankheiten studiert und in ihrer Bedeutung für das wachsende Kind beurteilt worden. Bis heute gibt es keine Arznei, die diesen Viren direkt schaden könnte. Aus diesem therapeutischen Notstand heraus sieht die Schulmedizin die Impfung als alleinige wirksame Krankheitsvorsorge an. Im 2. Lebensjahr wird diese Vierfachkombination der abgeschwächten, aber lebenden und vermehrungsfähigen Viren in den Muskel injiziert.

Niemals ist in der Natur das gleichzeitige Vorkommen einer dieser Wildviruserkrankungen mit einer anderen dieser vier beobachtet worden. Es ist auch keine langfristige Beobachtungsstudie zu diesem Impfverhalten angelegt worden. Dieses Massenexperiment kann durchaus irgendwann als medizinischer Leichtsinn erkannt werden und seinen Preis fordern.

Die Begründungen für den „Sinn" dieser Kombiimpfung sind verschieden.

Zunächst existiert in vorformulierter Weise von der WHO (Weltgesundheitsorganisation) der ernst gemeinte Aufruf, diese vier Krankheiten „auszurotten".

Seitdem diese Impfungen zur Verfügung stehen, sind diese Krankheiten als gefährlich bezeichnet worden, was sie vorher nach Fachmeinung keineswegs waren. Besonders fragwürdig war die Begründung, dass gegen Windpocken geimpft werden müsste: durch Telefonumfragen wurde der Meinungsstand von Kinderärzten befragt, und ob sie sich an schwere Verläufe erinnern könnten. Daraus wurde dann eine statistische Übersicht konstruiert, in der Windpocken als überraschend gefährliche Krankheit zur Darstellung kam. Das ging dann auch vielen Kinderärzten zu weit, selbst wenn sie ansonsten sehr für Impfungen sind. Das war es dann, und nun ist diese Impfung einfach ein weiterer Bestandteil der Mehrfachimpfung. Die Impfverantwortlichen betreiben populistische Werbung für ihre Produkte mit billiger Angstauslösung und Verfälschung der Gefahrensituation. Sie benutzen die schlechtesten Ergebnisse von Masern in dieser Welt und warnen mit Statistiken, die zu 95% zu anderen, nämlich ärmlichen Lebensverhältnissen gehören. Das ist Werbung und Einschüchterung zugleich. Das größte Geschäft ist mit der Ausrottungsidee zu machen. Außerdem können hier am treffsichersten die Impfverweigerer verurteilt werden, die Volksmeinung gegen diese aufgehetzt werden, weil es ja um ein scheinbar humanes Anliegen geht. So lässt sich Stimmung für die Impfpflicht per Gesetz machen.

Abgesehen von der Zweifelhaftigkeit solcher Unternehmungen (die Welt ist danach nicht gesünder, mit neuen unbekannteren Viren ist sofort zu rechnen), ist inzwischen die Erfolglosigkeit dieser Bemühungen offensichtlich. Andererseits wird immer mehr Kindern die Chance genommen, diese Kinderkrankheiten wünschenswerterweise im Kindergartenalter aufzugreifen. Wieder ist ein Ergebnis dieser Impfungen, dass die Krankheiten in spätere Lebensabschnitte verschoben werden. Nach der Einschulung, besonders in der Pubertät und im Erwachsenenalter sind wir nicht mehr so bereit wie im Kindesalter, den langen Krankheitsverlauf zu akzeptieren.

Für die Impfung wird geworben, damit keine Kinderkrankheiten mehr in der Kindheit auftreten. Als Erwachsene sollen die Verläufe aber viel schwerer sein, und kleine Epidemien haben gezeigt, dass auch Geimpfte immer wieder erkranken. Es verlaufen diese Krankheiten nach dem Verständnis der schulmedizinischen Fürsorge unangenehmer und komplikationsträchtiger. Eine andere, alternative Gesundheitspflege, wie oben bei Polio bereits erwähnt, reduziert die Gefahren durch diese Krankheiten beim Kind und auch im Erwachsenenalter, sodass diese Kinderkrankheiten nicht gefährlicher werden. Ganz im Gegenteil: das Durchmachen dieser vier Viruserkrankungen fördert die Abwehrkraft gegen Krebserkrankungen (41), nur wünschten wir uns, mit den Infektionen als Kind und nicht mehr als Erwachsener beschäftigt zu sein.

Gewarnt wird immer wieder vor Todesfällen durch Masern und durch die anderen drei Erkrankungen. Kein einziger Todesfall und keine schwere Masern-Komplikation sind mir in 30-jähriger Praxiszeit begegnet. Das bestätigen mir vergleichbar arbeitende Kollegen. Anfangs habe ich regelmäßige jährliche Masernepidemien begleitet. Unzumutbar schwere Verläufe haben in der Regel ihre Vorgeschichte von anderen Impfungen, von unachtsamen Krankheitsbegleitungen und von einem gestörten Umgang mit Fieber. Diese zentralen Fragen werden wesentlich als Alternativen bei dem Impfverzicht und in dem Folgeheft (15) besprochen.

a) Masern

Zur Masernimpfung wird geraten, weil heute in Deutschland eine schwere Komplikationsrate mit 1:500 angenommen wird und ein Kind auf 2000 Masernerkrankte von der lebenslangen Hirnzerstörung (Masernenzephalitis) bedroht sei. Ansonsten spräche nichts gegen die Krankheit. Diese Komplikation rechtfertigt die Impfung nur so besehen. Vor Jahrzehnten lag diese Komplikationshäufigkeit bei 1:200.000 und stieg angeblich zunehmend an auf den heutigen Stand. Trotz Besserung der Wirtschaftslage und in anhaltenden Friedenszeiten scheint die Abwehrlage schlechter zu werden? In Wirklichkeit sind die ungünstigsten Zahlen aus dem Jahr 1952 in Kanadisch Alaska mit 2,37 Todesfälle auf 1000 Erkrankte ermittelt worden (37). Sie sind geeignet, die scheinbare Gefährlichkeit dieser Kinderkrankheit zu steigern und konkrete Angst hervorzurufen.

Es finden sich als Erklärung für unerwartet ungünstige Masernverläufe die Auswirkungen der bekannten und empfohlenen schulmedizinischen Behandlungsweisen der Vergangenheit und Gegenwart bei Kindern im

Sinne der Immunschwächung: Konzeptloser Umgang mit Krankheiten wie durch Impfen, Fieber senken, Entzündungen bekämpfen, Hautausschläge „wegsalben", Antibiotika-, Kortisongaben und der großzügige Einsatz von Medizintechnik wie Röntgenbestrahlungen. Homöopathen können nach der Ähnlichkeitsregel bei jedem Masernerkrankungsfall helfen und überblicken 200 Jahre eindrucksvolle Erfahrung. Bedeutender ist gewiss der *sorgfältige Umgang mit den wachsenden Aufgaben des Kindes im Lebenslernprogramm: Aufbau der Abwehr und Entwicklung des „Ichs", Vermeidung der Unterdrückung von Oberflächenstörungen, Förderung der Heilrichtung von innen nach außen mit Sicht auf die Ausschlags-Entwicklung (Exanthem) und sinnvoller Umgang mit Fieber (siehe in 13 und 15).* Dann ist nach menschlichem Ermessen mit schwersten Komplikationen nicht zu rechnen - und es kann auf diese Impfung verzichtet werden.

In manchen Fällen - bei abnormen und atypischen Verläufen immungestörter Personen - sind Masern-Viren (Wildvirus wie auch das abgeschwächte gleiche Impfvirus) mit degenerativen Gehirnerkrankungen wie auch mit der Entwicklung der Multiplen Sklerose (eine ungeklärte gehirnzerstörende Krankheit bereits junger Menschen) in Verbindung gebracht worden, wenn keine vollständige Überwindung wie in der Akutkrankheit erfolgt. Es kann auch zu einer chronischen Dauerinfektion kommen, bei der das Virus nicht durch eine akute intensive Erkrankung überwunden wurde, sondern latent verweilt (Persistenz, slow-virus-infection, SSPE), und zu schleichenden Gehirnzerstörungen führt. Dann war kein oder nur ein geringes Exanthem erschienen, was immer suspekt ist. Solche Verläufe mit Masern sind eher charakteristisch für die Masernimpfung, bei der es als unerwünscht angesehen wird, wenn Impfmasern ausbricht. Daher überrascht es nicht, dass das Vorkommen von SSPE Jahre nach der Impfung häufiger als nach der natürlichen Krankheit festgestellt wird (38). SSPE gibt es auch nach der Polioimpfung und nach den Impfungen gegen Mumps, Röteln, Windpocken und Gelbfieber.

b) Mumps

ist eine weniger bedrohlich als Masern verlaufende Virus-Krankheit. Dennoch ist das Krankheitsgefühl ausgeprägt: Viele Drüsen schwellen entzündlich an, und Kopfschmerzen rühren in jedem zweiten Fall von einer gutartigen, weil folgenlosen Hirnhautentzündung her.

Die Impfung wird befürwortet, um Hodenentzündungen mit nachfolgender Sterilitätsgefahr bei Männern vorzubeugen. Diese Komplikation von Mumps bedrohe zu spät (nach der Pubertät) erkrankte geschlechtsreife Männer. Selten werden beide Hoden geschädigt, sodass vollkommene Kinderlosigkeit droht. Bei anderen heute bedrückenderen Sterilitätsursachen und zudem wohlbekannten verzeichnen wir eher Tatenlosigkeit. Die Fadenscheinigkeit dieser Begründung ist eingesehen worden. Jetzt wird ein neues Argument benutzt, dass die Mumpsmeningitis Schäden am Innenohr und Gehör auslösen könne.

Ansonsten bereitet Mumps als Krankheit wenig Probleme. Mumpsviren werden in Verbindung gebracht mit einer immunologischen Schädigung der Bauchspeicheldrüse mit der Folge des lebenslangen Diabetes mellitus, der „Zuckerkrankheit": Insulin muss dann täglich gespritzt werden. Solche Schäden sind bei der Mumps-Impfung wahrscheinlicher, weil die Abwehr hintergangen wird und das Impfvirus im Organismus verbleibt, ohne durch das akute Krankheitsgeschehen - wie im natürlichen Krankheitsfall - vollständig überwunden zu werden. Die Mumps-Impfung ist daher verzichtbar!

c) Röteln

ist eine harmlose Virus-Erkrankung. Es gibt Erfahrungen mit der Gefährdung ungeborener Kinder ungeschützter Schwangerer (Rötelnembryopathie). Diese Schädigung ist bis zur 17. Schwangerschaftswoche vorgekommen und begründete die Impfempfehlung. Aber warum auch Jungen impfen? Lasst die Kinder zunächst heranwachsen! Mit Beginn der ersten Periodenblutung sollte eine Blutprobe bei dem Mädchen entnommen werden, um auf Antikörper gegen Röteln zu prüfen. Bei positivem Befund ist der Beweis eines vorausgegangenen Rötelnkontaktes erbracht und die Impfmaßnahme überflüssig. Nur wenige Frauen blieben über, für die keine klare Aussage gemacht werden kann. Dann spräche man von einer Indikationsimpfung, wenn nur noch die Frauen für eine Impfung vorgesehen wären, die keinen Rötelnnachweis erbringen können.

Nun sollte nicht überstürzt reagiert werden, sondern zunächst der letzte Wachstumsschub geduldig abgewartet werden. Denn wachsende Organismen reagieren auf die Impfmaßnahme nachhaltiger als ausgewachsene (Gefährdung bei erhöhter Stoffwechselaktivität). Mit 15 oder 16 Jahren kann, aber muss nicht eine Röteln-Impfung erwogen werden. Wer bis 16 keine Röteln bekommen hat, wird sie in Zukunft ebenfalls schwer bekommen. Zu wenig Beachtung wird den negativen Auswirkungen dieser Lebendimpfung auf Frühschwangere geschenkt, die durch dieses eingespritzte Impfvirus zu Genschäden an ihrem Ungeborenen und zu Fehlgeburten kommen können. Für alle anderen Personen besteht keine Impfindikation.

Aber hinter Röteln steht schon das nächste Schwangerschaftsproblem mit den Ringelröteln (Parvoviren), für die es (noch) keine Impfung gibt. Schwangere und ihr Ungeborenes sind von einer ganzen Reihe weiterer Krankheitserreger bedroht: Den Erregern der Toxoplasmose, der Zytomegalie (Herpes-Virus Typ 5) und anderen Herpes-Viren (60).

Die Rötelnimpfung hat bewirkt, dass Röteln immer später im Leben erscheint. Geimpfte können später diese Erkrankung nochmals bekommen. Nach den Wildvirusröteln sind Zweiterkrankungen seltene Ereignisse. Rötelnembryopathien sind auch bei Geimpften vorgekommen (39). Schwangere, die sich Sorgen machen, weil der Röteln-Test negativ ausfiel, können sich nach dem deutschen Mutterschafstgesetz für die ersten 20 Schwangerschaftswochen ein Arbeitsverbot ausstellen lassen, um durch Arbeit im Kindergarten oder in der Schule nicht gefährdet zu werden. Im Übrigen ist Röteln heute für Schwangere keine echte Bedrohung mehr, weil diese nicht mehr vorkommen und und im Vergleich zu den viel bedrohlicheren Herpes-Infekten nur ein marginales Problem darstellt (siehe Ausführungen in meinem Buch „Homöopathie und die Gesunderhaltung von Frauen". (60))

d) Windpocken

ist eine Viruserkrankung der Herpesgruppe, die für Immunschwache und Ungeborene sowie gerade geborene ungeschützte Kinder (wenn die Schwangere um die Geburt herum zum ersten mal mit Windpocken erkrankt) gefährlich werden kann. Für Organtransplantierte und Krebskranke wurde diese Impfung entwickelt und mit dem Argument, die Spätvariante, die Gürtelrose, verhindern zu wollen. Trotzdem ist gerade eine neue Impfung gegen die Gürtelrose auf dem Markt erschienen.

Das moderne Impfverständnis verfolgt das Anliegen, dass alle dazu beitragen, dass Windpocken ausgerottet und keine Ansteckungen mehr möglich werden. Das ist ein Angriff auf die Grundrechte jedes Bürgers.

Vergleichbar müsste man alle Fahrzeuge abschaffen, auf dass niemand mehr Verkehrsunfälle erleide.

Alle anderen benötigen die Impfung nicht! Windpocken sind (noch) harmlos und zumutbar. Auch hier ist die Entwicklung des Ausschlags notwendig und es entsteht lebenslange Immunität. Die Windpocken-Impfung ist eine Lebendimpfung wie MMR und damit eine echte Ansteckung. Kinder, die die MMRV-Impfung erhalten haben, steckten Erwachsene mit dem Windpocken-Impfvirus an, sodass manche eine Gürtelrose entwickelten. Diese Beobachtung nährt den Verdacht, dass auch die anderen drei Impfviren von den Geimpften auf andere übertragen werden. Damit könnten auch die atypischen regional begrenzten Ausbrüche von Masern erklärt werden, denn die Wildviren infizieren deutlich heftiger, Geimpfte wie auch Ungeimpfte. Heute müssen Eltern zum Vorteil ihrer Kinder und für sich selbst annehmen, dass sie Ansteckung erfahren können, wenn sie in Kontakt mit Menschen kommen, die in den letzten Wochen Impfungen mit Lebendviren erhalten haben.

Die **MMRV-Impfung** wird zur Wiederholung angeraten frühestens drei Monate und bis fünf Jahre nach der ersten Impfung. Anderenfalls drohe wieder das Erkrankungsereignis. Mit nur einmal Maserngeimpften hat es in den achtziger Jahren des 20. Jahrhunderts Epidemien gegeben. Das Immungedächtnis nach Impfung ist kürzer und unzuverlässiger als das bekannte lebenslange nach durchgemachter natürlicher Krankheit. Selbst nach zweifacher Masern-Impfung ist das mit dem vorgestellten Schutz so eine Sache: Zuletzt sind in kleineren Masernepidemien in Europa (Wallis, Schweiz,) über 10% zweifach gegen Masern geimpfte Personen erkrankt (55).

Dieser zweifelhafte Schutzaspekt berührt maserngeimpfte stillende Mütter mit der Frage, ob ihre Muttermilch jeweils genügend Schutz (Antikörper) für das Stillkind bietet, sollte es zu einem Masernkontakt so früh im Leben kommen. Hier sind Zweifel angebracht! Durchgemachte Wild-Viruskrankheiten hinterlassen in der Regel einen lebenslangen Schutz, die Geimpften bleiben in einer unsicheren Situation.

Die MMRV-Impfung belastet auf dem Injektionsweg ungefragt das wachsende Kind mit lebenden Viren, die alle vier Nervenzerstörung leisten können. Zu einem gutartigen Verlauf dieser echten Krankheiten zählt die deutliche Exanthem-(Ausschlags-) Entwicklung. Zu einem

„guten" Vertragen dieser Impfung rechnet man heute das offensichtliche „Nichtkrankwerden" des Kindes danach, dass zunächst „nichts" sichtbar passiert. Dass immunologische Reaktionen stattfinden, lässt sich aber beweisen. Also wird in jedem Falle „unsichtbar" reagiert. Ein Ausschlag wird extrem selten auftreten. Nur wenige Kinder werden die Impfmasern bekommen, was aus dieser Sicht eher zu begrüßen wäre. Aus homöopathischer Beurteilung bleibt der zur Krankheit gehörende Ausschlag und damit die biologische Heilungsrichtung „unterdrückt". Ein ungeklärter zentralnervöser Virusbefall mit ungeahnten Nervenstörungen muss befürchtet werden. Hinweise bieten die Hirnstrommessungen (EEG), die nach diesen MMRV-Impfungen sehr oft auffällig ausfallen. In der Praxis ist besonders nach der Masern-Impfung mit Fieberkrämpfen, Krampfanfällen, Schlafstörungen und Persönlichkeitsveränderungen zu rechnen.

(10) FSME, Zeckenviren

Die FSME-Impfung soll vor der Frühsommermeningoenzephalitis - Gehirnentzündung schützen. In Österreich sind Impfaktionen vom 2. Lebensjahr an vorgesehen, die alle 3 Jahre wiederholt werden sollen. Die beteiligten Viren werden nur in Risikogebieten (Schwarzwald, Nordostbayern, Rügen, Kärnten, Südostschweden u.a.) von infizierten Zecken (1 von 300 bis 500 Zecken soll befallen sein) mit blutigen Bissen übertragen. Das Ansteckungs- und Erkrankungsrisiko ist so verschwindend gering, dass allenfalls Wald- und Forstarbeiter nur in den Risikogebieten mit täglichem Zeckenbefall in die engere Gruppe der zu impfenden Personen (Indikationsimpfung) gehören könnten. Diese Impfung ist mit besonders vielen Folgeschäden des Abwehrsystems in Verbindung zu bringen. Die Risiken, durch die Impfung zu Schaden zu kommen, überwiegen das seltene Vorkommen von Komplikationen durch die Erkrankung (40). Von neueren Impfentwicklungen ist kaum Besserung zu erwarten.

Zecken holen sich die Viren von Nagetieren und übertragen diese auf den Menschen in der Zeit von April bis November, im Rahmen der Erderwärmung auch etwas früher. Für die Übertragung ist die Dauer des Anhaftens und des Bisses nicht wesentlich, sodass durch Frühentfernung das Aufnehmen dieser Viren nicht verhindert werden kann. Das gilt nur für andere von Zecken weitergegebene Krankheitserreger (wie die der Borreliose oder der Ehrlichose). Zecken kommen nur bis zu einer Höhe von 1.000 Metern vor.

Da bevorzugt Erwachsene, angetrieben durch medienwirksame Angstkampagnen, zu dieser Impfung greifen, lässt sich das Schadensmuster außerhalb der Kindheit hier gut beobachten: Es kommt zu Antigen-Antikörper-Komplexen, die als Molekülverbände im Blut zirkulieren und an Gefäßwänden anhaften, dort Entzündungen auslösen, die als Gefäßschädigungen die Organfunktion beeinträchtigen (Immunvaskulitis). Auf diesem Wege sind eine Vielzahl von Erkrankungen mit Chronizität zu beschreiben, für die alle eines gemeinsam ist, dass sie unheilbar sind(!) und mit Kortison und/oder Zytostatika (Zellteilungshemmer) behandelt werden.

Das Ziel dieser Impfung ist die Reduzierung von Gehirnentzündungen mit diesem Virus. Da bei anderen Viren das gleiche Problem zu beachten ist, liegt die bessere Lösung in der ganzheitlichen Entwicklungsbegleitung (siehe in 13 und 15) und nicht in der Bekämpfung einzelner Viren.

Dann wird deutlich, dass jede Impfung dieses Risiko der Meningitis und Enzephalitis eher erhöht statt senkt.

95% aller FSME-Virusinfektionen verlaufen als harmlose Sommergrippe. Komplikationen durch diese Viren sind bei Kindern äußerst ungewöhnlich, kommen praktisch nicht vor. Das gilt für Ungeimpfte allemal. Die Impfung schützt nicht vor der **Borreliose**, eine bakterielle Erkrankung, die ebenfalls durch Zecken übertragen wird und entschieden häufiger vorkommt, völlig unabhängig von den FSME-Risikogebieten. Weltweit ist jede 3. bis 5. Zecke mit Borrelien infiziert. Zecken übertragen auch diese Erreger von den Mäusen und Nagetieren auf die Menschen. Hier bei der Borreliose benötigen Sie alle guten Abwehrkräfte für den Widerstand und die Gesunderhaltung, denn eine Impfung gibt es bis heute nicht in Europa. Daher muss die FSME-Impfung heute als eine entbehrliche Maßnahme abgelehnt werden. Wirtschaftlich denkende Herstellerfirmen verfolgen andere Interessen.

Mit Zecken müssen wir uns arrangieren. Ihre Verbreitung wird eher zunehmen. Sie übertragen noch eine ganze Reihe weiterer Erreger, auf die wir uns nicht mit Impfungen sondern mit der Verbesserung der gesamten Gesundheit vorbereiten sollten.

Die FSME-Impfung ist eine Totstoffimpfung und enthält Aluminiumionen.

(11) Hepatitis A

ist die infektiöse Lebererkrankung. Die Impfung ist eine typische Reise-impfung mit Totimpfstoff, die ebenfalls bereits mit allergischen Gefäß- und Nervenerkrankungen bekannt geworden ist. Das Reiserisiko muss immer gegen das Impfrisiko abgewogen werden. Immer wenn der Mensch einen gewohnten Kulturraum verlässt, setzt er sich neuen ungewohnten Fremdgefahren aus. Ob geimpft oder nicht gilt besonders in den Tropen die Grundregel der Hygiene: Alles abkochen, nur einwandfreies Wasser benutzen, Getränke nur aus frisch geöffneten Flaschen verwenden, nur geschälte Früchte verzehren - oder verzichten! Dabei ist die A-Hepatitis nur ein Teilproblem unter vielen und als Krankheit lästig aber nicht be-drohlich, als Impfung aber sehr entbehrlich.

In vielen Tropenländern wird die Hepatitis A von der Hepatitis E (in Ostasien bis zu 85%) abgelöst, die ähnlich verläuft. Eine Hepatitis E-Imp-fung gibt es noch nicht. Eine Hep.-A Impfung schützt nicht vor der He-patitis E.

Eine Hepatitis A wird nur einmal im Leben durchgemacht und hinter-lässt einen lebenslangen Schutz. Das ist nach der Impfung nicht gegeben.

(12) Hepatitis B

ist die Serum-Hepatitis, eine Lebererkrankung, die mit infektiösem Blut und bei Geschlechtsverkehr über kleine Wunden aufgenommen wird. Hepatitis B verbreitete sich weltweit im 20. Jahrhundert, wozu sicherlich die Medizin mit der Übertragung von Blut, von infizierten Impfpräpa-raten und durch mangelhafte Hygiene bei Operationen oder bei Wieder-gebrauch medizinischer Geräte wie Messer, Scheren, Transfusionsbesteck, Spritzen und Nadeln erheblich beigetragen hat. 5% der Weltbevölkerung wird (im Jahr 2000) als Hepatitis B infiziert geschätzt, in Deutschland sind es 0,05%. Hauptsächliche Infektionsquellen sind neben infizierten medi-zinischen Geräten die Tätowierungen, das Ohrlochstechen und Sperma. Daher sind von diesem Erkrankungsrisiko besonders die Angestellten in medizinischen Berufen, Drogenabhängige mit unreinen Spritzen, Men-schen mit abnormen Sexualpraktiken und Personen mit ungeschütztem Geschlechtsverkehr bedroht.

Die Ansteckung erfolgt ausschließlich durch Blut-zu-Blut-Kontakt. Nach einer Inkubationszeit von 40-160 Tagen ist der Verlauf der Leber-entzündung sehr abhängig von der vorhandenen allgemeinen Abwehrlage.

Die Hälfte der Erkrankten macht einen milden Verlauf ohne Gelbsucht durch. Drei bis sechs Krankheitsmonate sind üblich. 96 % heilen vollständig mit lebenslanger Immunität aus. Es gibt 5-10% chronische Verläufe, von denen wiederum über die Hälfte ausheilen. Bei 20% der chronischen Verläufe geht die Erkrankung entweder in eine chronische Leberzirrhose oder in den Leberkrebs über. Deswegen wird die Hepatitis B-Impfung gern als erste „Krebsimpfung" bezeichnet.

Neugeborene sind gefährdet, wenn sie von einer ansteckenden Mutter Hepatitis B durch den Blutkontakt bei der Geburt übernommen haben. Ihre Erkrankung hat die schlechteste Zukunft: Jedes dritte Kind verstirbt bis zum 20. Lebensjahr. Das hat vorsorglich zu zwei Maßnahmen geführt: In der Schwangerschaft werden seit längerem Tests auf diese B-Hepatitis durchgeführt. (Bitte unbedingt auf den Vermerk im Mutterpass achten, da in Kliniken sonst das Kind nach der Geburt geimpft wird!). Sind diese Tests positiv und ist die werdende Mutter für ihr Kind ansteckend (lässt sich genau ermitteln!), wird das Kind nach der Geburt sofort simultan gegen Hepatitis B aktiv und passiv geimpft. Diese Maßnahme ist als Indikationsimpfung ethisch vertretbar, weil hier der kleine Kreis der Betroffenen gezielt erfasst und wirksam gegen die lebensverkürzenden Leberschäden geschützt wird, auch wenn der Impfzeitpunkt unglaublich früh gesetzt wird. Diese Maßnahme ist in ihren späteren Auswirkungen nicht überblickbar.

Weiter sind die Helfenden unter der Geburt, die Hebammen, die Ärzte und andere Personen vorgewarnt, wenn sie die Untersuchungsergebnisse auf Hepatitis B kennen. Dann ist Vorsorge möglich: Es dürfen bei Kontaktpersonen keine Wunden vorliegen, und die Augen als Eintrittspforte müssen vor dem Fremdblut geschützt werden. Jeder gewöhnliche Kontakt ist sonst unbedenklich und möglich.
Grundsätzlich ist bei jedem Umgang mit Fremdeiweiß - wie mit Fremdblut und auch Sperma - hygienische Sorgfalt notwendig und sind Schutzmaßnahmen zu treffen (Schutzhandschuhe, Brille, Präservative).
   In Krankenhäusern fordert oft der Arbeitgeber zu dieser Impfung berufs- und haftpflichtrechtlich auf, schert sich aber wenig um die Folgeschäden, die bis heute gering beachtet und nicht akzeptiert sind. Es gibt keinen Zwang zur Impfung außer den der Anstellungsverweigerung. Im

Schadensfalle ohne Impfung dürfen Schadensersatzansprüche nicht verweigert werden. Jeder darf seine eigenen Gründe haben, an sich keine Impfungen vornehmen zu lassen!

Je aktiver gegen Hepatitis A und B vorgegangen wird, desto mehr werden die Hepatitis E und C zum Problem, für die - und alle weiteren Hepatitis-Erreger - es heute noch keine Impfungen gibt. Diese Kette der Erregerveränderungen oder des Replacements scheint unendlich fortzusetzen zu sein, die Belastungen mit weiteren zu entwickelnden Impfungen werden immer absurder. Die Häufigkeit von Leberentzündungen wird dennoch nicht abnehmen, die Erreger werden sich ändern! Viren haben die Fähigkeit, sich zu verändern, zu mutieren. Danach nutzt der Impfstoff nichts mehr. Die ersten Hepatitis-B Mutanten sind bereits aufgetreten!

Die Hepatitis-B ist bevorzugt das Problem armer Länder, die im Umgang mit Blut und Sexualität eine andere gefährliche Nachlässigkeit tolerieren. Dieses Risiko kann auf Reisen entstehen, wenn Kliniken aufgesucht werden, die nicht den notwendigen Hygienestandard einhalten, wenn aus Geldmangel Einmalartikel mehrfach benutzt werden. In Europa ist die Hepatitis-B auf Risikogruppen beschränkt. Eine angedrohte Ansteckung eines Kindes in einem Kindergarten durch ein unerkanntes krankes Kind ist unrealistisch, aber angst- und impfförderlich. Es bleibt ein dringliches Risiko der Ansteckung über Sexualität. Durch vorausgehende Labortestung kann eine Ansteckbarkeit ausgeschlossen werden. Hohe Risiken gelten für Homosexualität und Prostitution.

Da diese Impfung durch Genmanipulation unerschöpflich hergestellt werden kann, wurde die WHO gewonnen, eine weltweite Ausrottung zu fordern. Aufgeklärte Eltern können ihre Kinder und sich selbst vor dieser Impfung bewahren.

Es gibt aus der Zeit der Einzelimpfanwendung viele Berichte von Immunschäden (41). 40% aller Impfschadensmeldungen in Deutschland - bei einer Meldequote von nur fünf Prozent aller realistischen Fälle - berühren die Hepatitis B-Impfung. Darunter finden sich so unheilvolle Komplikationen wie Autoimmunerkrankungen vom Typ des Morbus Basedow, der Hashimoto-Thyreoiditis oder der Lupus erythematodes sowie Multiple Sklerose Erkrankungen im Kinder- und Jugendalter, die sonst nur über dem 20. Lebensjahr beobachtet wurden. Bezeichnend für die Einstellung der Impfhersteller waren die Studien zu den Folgen der Impfung, wo man nicht nur Geimpfte gegen Geimpfte ohne Hepatitis B verglich, vielmehr die Hepatitis B-Geimpften über 5 Tage nachbeobachtete und die nicht Hepatitis B-Geimpften ein ganzes Jahr lang auf ihre Erkrankungen verfolgte. Danach unterschied sich das Ergebnis nicht zu Nicht-Hepatitis B-Geimpften (41). Aber gerade diese Impfung ist bekannt für ihre unangenehmen Spätfolgen, die erst nach sechs bis zwölf und mehr Monaten zum Vorschein kommen.

In der Kombiimpfung ist die Einzelbeurteilung völlig unmöglich. Im 6-fachen Impfstoff werden Unverträglichkeiten meistens dem Hepatitis B-Anteil zugeschrieben.

Nach einer für Hepatitis B unauffälligen Schwangerschaft benötigt kein Kind diese Impfung. Erst mit dem Beginn der sexuellen Aktivität kann man sich hierüber Gedanken machen. Dann können Wissen, Wachsamkeit und Vortestungen der Partner vor dem Geschlechtsverkehr dieses Teilproblem ausschließen helfen. Denn es gibt bei der Sexualität mehr Krankheiten als allein diese, doch bei uns recht seltene und ungewöhnliche, zu beachten. Der Impfverzicht kann weiter beibehalten werden.

Man sollte sich vom Arbeitgeber nicht zu dieser Impfung erpressen lassen, denn diesen interessieren nicht ihre Leiden danach. Hier geht es nur um Bürokratie, der Sie entsprechend begegnen können.

(13) **HPV**, die Papillomaviren

Seit 2006 ist diese neue Impfung für alle Mädchen zwischen dem 10. und 16. Lebensjahr vor Beginn des Geschlechtsverkehrs vorgesehen. Die HPV-Viren sind die am häufigsten durch Sexualität übertragenen Viren. Fünf Jahre nach Beginn der Sexualität lassen sich bei jeder zweiten Frau diese Viren nachweisen. Dabei spielt die Verhütung mit Hormonen und der dadurch mögliche Konsum verschiedener Sexualpartner eine entscheidend förderliche Rolle. Die Erstinfektion soll durch diese Impfung verhindert werden. Viele Befürworter dieser Impfung empfehlen, auch die Jungen zu impfen (43).

HPV sind die humanen Papilloma Viren, die ausschließlich in Epithelzellen von Haut und Schleimhaut vorkommen. Bisher sind über 200 verschiedene Typen bekannt. Man unterscheidet zwischen **LR- (low risk,**

niedriges Risiko) und **HR- (high risk, hohes Risiko)** Viren. Die LR-Viren finden sich bei gutartigen Gewächsen am Genitale, den Kondylomen oder auch Feigwarzen, bei kleinen Gewächsen am Kehlkopf (den Stimmbandpapillomen) und bei gewöhnlichen Warzen. Zwei bestimmte Typen der LR-Gruppe, HPV 6 und 11, werden zu 90% bei den gutartigen genitalen Feigwarzen gefunden. Diese harmlosen Warzen werden von 1% aller sexuell aktiven Frauen im Alter zwischen 15 und 45 Lebensjahren hervorgebracht. Diese lediglich lästigen Erscheinungen sollen mit der Impfung verhindert werden. Im Grunde ein aussichtsloses Unterfangen, solange man nicht die Verhütungspille in Frage stellt, und die Impfung gegen alle HPV richtet. Doch das ist schlicht unmöglich.

Der wichtigste Anlass für diese Impfung zielt aber auf die HR-HPV-Gruppe: Es kommen praktisch immer (über 90%) HPV-Viren bei dem Gebärmutterhalskrebs (dem Zervixkarzinom) der Frauen vor, am häufigsten mit 70% die Typen 16 und 18. Bisher sind 15 Typen der HR-HPV-Gruppe bekannt. So wird diese Impfung wieder vollmundig als „Krebsimpfung" bezeichnet. Da Krebs bald (für 2030 prognostiziert) die häufigste Todesursache weltweit sein wird, können wir in Zukunft mit einer zunehmenden Zahl weiterer Impfungen dieser Art rechnen. Ich bezweifle sehr, dass das der richtige Weg gegen die Krebszunahme ist!

Diese vier HPV-Typen (6, 11, 16, 18) sind in der Impfung als Totimpfstoff aufbereitet.

Zu dieser Impfeinführung meldete sich im Deutschen Ärzteblatt 12/2006 ein „HPV-Management-Forum", um die Deutsche Ärzteschaft zu informieren und zu gewinnen. Dieses Professorenteam erweckt in diesem Artikel den Eindruck von Fachkompetenz. Aber wie so oft sind die Fachleute wirtschaftlich mit den Pharmafirmen verstrickt. Ein Professor ist beteiligt an den Verkaufsergebnissen der HPV-Impfungen, weitere 8 von 10 Medizinern und Wissenschaftlern dieses Teams lassen sich Vorträge, Reisekosten und „Beratungen" von den entsprechenden Firmen bezahlen (42). Das ist generelle Praxis, in den USA wie auch in Europa. Manche dieser „kompetenten Professoren" sind im Zweitjob Beisitzer in den Impfzulassungsorganen. Die Opfer sind die Impflinge.

Der erste Haken an dieser Neuentwicklung ist der Preis: Drei Injektionen sollen mit zwei bis vier Monaten Abstand gespritzt werden und kosten in 2007 irrsinnige 450 Euro. Das ist mehr, als für den gesamten

Impfplan mit 6-fach Impfung plus MMRV in den ersten beiden Lebensjahren (mit 422,- Euro) ausgegeben wird (43).

Der zweite Haken ist das Zervixkarzinom selbst, das in den wohlhabenden Staaten durch die erste systematische Vorsorgeuntersuchung bei Frauen, den Zellabstrichen von dem Gebärmutterhals, eindrucksvoll zurückgedrängt wurde und in der Häufigkeit von Krebsereignissen bei Frauen nur noch einen der hinteren selteneren Plätze einnimmt. Führend bei Frauen ist der Brustkrebs, das Mamma-Karzinom. Jede siebte Frau hat mit diesem Krebs derzeit laut Statistik in ihrem weiteren Leben zu rechnen. Dieses schreckliche Geschehen wird durch die HPV-Impfung wie durch den gesamten Impfkalender wohl eher noch gefördert werden.

Die selten gewordenen Zervixkarzinome, die heute entdeckt werden, sind verschleppte Angelegenheiten, durch nicht wahrgenommene Untersuchungen übersehene Entwicklungen, die im statistischen Mittel sieben Jahre Entwicklungszeit ab dem ersten auffälligen Abstrichbefund benötigen. Durch rechtzeitige Konisationen, bei denen die unruhige Gewebezone im Übergang der Scheiden- zur Gebärmutterschleimhaut, dem Ausgangsort dieses Krebses, entfernt wird, sind vollständige Lösungen dieses Risikos möglich. Durch die Impfung, so ein Argument, sollen Kosten für diesen Eingriff eingespart werden.

Ursprünglich war auch in Europa bei Frauen der häufigste Krebs der an der Zervix. Das gilt heute noch für die Frauen in den ärmeren Ländern dieser Welt. 80% aller Zervixkarzinome kommen heute bei Frauen in den unterversorgten Ländern vor. Nur, für dieses Klientel ist die Impfung sicherlich nicht entwickelt worden, denn die können sich diese Kosten nicht leisten. Die Strategie der Firmen ist in der Regel auf die wohlhabenden Länder ausgerichtet, oder man spekuliert, dass Spender wie die Bill-Gates-Stiftung einige Kosten für die armen Länder übernehmen werden.

Durch die jahrzehntelange Praxis der regelmäßigen Früherkennungsuntersuchung bei Frauen, die relativ gut angenommen wird und bisher eine der erfolgreichsten und einfachsten überhaupt ist, konnte der Krebs des Gebärmutterhalses früher erkannt und erfolgreich reduziert werden. Warum nun also diese unnötige und unverschämt teure Impfeinführung? Nun, Krebs nimmt immer mehr zu, und da gilt es, sich rechtzeitig als Firma zu positionieren - vermutlich mit dem Argument, zum Wohle der 3. Welt beitragen zu wollen. Die Vorsorgeuntersuchungen werden dadurch keinesfalls überflüssig. Das wird auch stets mit der Impfpropaganda betont. Das leuchtet sofort ein, denn die Impfung lässt derzeit 30% der HR-HPV unberücksichtigt! Weitere 15 Typen (wie z. B. 31, 33, 35, 39, 41, 45, 52, 56, 58, 59, 68) sind heute schon bekannt, die auch bei dem Gebärmutterhalskrebs gefunden werden. *Es ist abzusehen, dass bei angenommenem Erfolg der Impfung nicht der besagte Krebs insgesamt abnimmt, sondern nur die Virustypen sich ändern. Diese Verschiebung nennt man „replacement", sie ist von anderen Erkrankungen wie der bakteriellen Meningitis bestens bekannt.* Damit erscheint diese Impfung als programmierter Langzeitmisserfolg.

Und weiter ist bezeichnend, dass die herstellenden Firmen die Impfung viel zu früh auf den Markt bringen, denn man müsste erst beweisen, dass langfristig das Versprochene eintritt. Diese Zeit hat man nicht, der Profit soll heute und solange abgeschöpft werden, bis man wegen möglicher Mängelbeweise die Impfung zurückziehen muss. Es ist weiter ungeklärt, wann und wie oft Wiederholungen nötig sind, und Langzeitbeobachtungen auf Nachteile und Schäden sind nur für 20 Monate durchgeführt worden (43). Das Selbstverständnis, Impfungen seien sicher und akzeptiert, und benötigen kaum mehr Risikoprüfungen, ist erschreckend. Schließlich ist anzuzweifeln - der dritte Haken an dieser Impfung - ob dieses Virus überhaupt den Krebs auslöst! Die Beobachtung des gemeinsamen Vorkommens von Krebs und Virus kann sich verhalten wie das Feuer und die Feuerwehr. Die ist auch immer da, wenn es brennt. Diese Medizin nutzt immer noch das alte, von Robert Koch postulierte, aber längst überholte Paradigma, dass Erreger Krankheiten auslösen, weil es sich so gut verkaufen lässt! Eigentlich könnten wir zufrieden sein, dass es überhaupt noch Erreger gibt, die man manchmal erfolgreich bekämpfen kann. Die Zukunft unserer Krankheiten wird erregerfrei sein. *Es interessiert weniger, welche Bedeutung den HPViren generell zukommt. Vergleichbar mit den Herpesviren ist die Anwesenheit Ausdruck einer Stigmatisierung, einer ungünstigen Veränderung der Abwehr. Der Wandel der gutartigen HPV zu den gefährlicheren HR-HPV geschieht durch Mutationen der Viruserbsubstanz. Diese Veränderungen sind Ausdruck von Schädigungen des gesamten Organismus, an deren Ende der Gebärmutterhalskrebs stehen kann. Vorantreibende Faktoren für diese ungünstige Entwicklung sind die Auswirkungen von Hormonen, vom Rauchen, von der Einnahme immunsuppressiver Medikamente wie Kortison, von Drogenkonsum (Haschisch, Kokain), von Röntgenstrahlen, von Zahnamalgamen und vielen weiteren.* Hier muss der Hebel ansetzen, wenn man Erfolge in der Krebs-bekämpfung sucht, weil es nicht nur um den Gebärmutterhalskrebs allein geht. Von den HPViren ist bekannt, dass von diesen nur in 1% aller Fälle über einen Zeitraum von mindestens 7 Jahren Krebsgefahr ausgeht. Da lässt sich einiges Besseres unternehmen, diese Entwicklung langfristig zu verhindern.

Unter dem Strich fällt es nicht schwer, auf diese neue „Errungenschaft" der Pharmafirmen gänzlich zu verzichten und sich einer anderen Gesund-heitspflege zur Krebsverhütung zuzuwenden (siehe in 14 und ausführlich in 60).

(14) **Grippe**

Die Grippe-Impfungen sind absolut entbehrlich, denn die saisonalen Virusinfekte sind in unseren Kulturräumen gut bekannte Abwehrbelas-tungen von überschaubarem Ausmaß. Für die Grippeimpfungen werden alte Szenarien von Hunger, Elend und Nachkriegszeiten wie bei der „spa-nischen Grippe" bemüht, um über Angst Akzeptanz zu erreichen. Oder es werden Hochrechnungen von zu erwartenden Todesfällen angestellt, die sich stets ohne Realitätsbezug lediglich zur Steigerung des Bedro-hungsszenarios eignen.

In den kleinen Infekten kann für größere Aufgaben geübt werden. Hier kann Fieber provoziert werden und bei der Lösung oder Linderung von allergischen Krankheiten wie Neurodermitis, Heuschnupfen und Rheu-ma helfen. Wer fiebern kann, ist seltener mit Krebs beschäftigt. Natür-liches Fieber kann gegen Krebs helfen, künstlich ausgelöstes hat weniger Qualität, wenn man diese braucht.

Das sinnvolle Verhalten in diesen Krankheitstagen (Bettruhe, Reizab-schirmung, Fieberunterstützung u.a. siehe in der Folgebroschüre „Nicht impfen, was dann", (15)) unterstützt den gutartigen Verlauf. Naturheil-kundliche und homöopathische Anwendungen helfen, Komplikationen zu verhindern!

Eine Schulmedizin, die nicht über ihren Tellerrand hinausschaut, sieht die einzige wirksame Maßnahme in der Verhinderung der Grippe durch die Impfung im Herbst. Nach allgemeinen Beobachtungen kommt es trotz (und genauer besehen möchte man meinen gerade wegen) der Impfung dennoch häufig zu der Grippeerkrankung. Die Erklärung liegt zum einen wieder in der Abwehrbelastung durch die Einbringung des Impfstoffes und zum anderen in der Wandelbarkeit der betreffenden Viren, die innerhalb einer Saison ihren Antigencharakter durch Mutationsfreudigkeit so verändern können, dass die Impfung nicht mehr vorsorgend hilft. Ein Team der WHO bereist jährlich asiatische Länder, um die Antigene aktueller Influenzaviren zu sammeln, weil man annimmt, dass die Epidemien aus dieser Region in die Welt verbreitet werden. Durch die erforderliche **jährliche** Wiederholung der angepassten Impfung mit dem spezifischen Antigenmuster entwickeln sich individuelle Schäden im Abwehrsystem. Die Beweise sind nicht zu führen, aber die biografischen Anamnesen decken die Koinzidenz von Impfereignis und Krankheitsbeginn auf.

Besonders unerträglich war die H5N1-Kampagne in 2006, die vermutlich das Impfgeschäft wieder in ein positiveres Licht stellen sollte angesichts steigender Skepsis. Durch die Androhung einer weltumspannenden Epidemie verbunden mit Medienbildern von vermummten Gestalten, die mit Militäreinsatz verendete Vögel auflesen, sollte einer impfmüden Gesellschaft vor Augen geführt werden, dass es sehr ernst steht und Zeit für Vorsorge ist. Für Millionen von Euros wurden von den wohlhabenden Staaten antivirale Medikamente mit begrenzter Haltbarkeit wie Tamiflu® oder Relenza® eingekauft und eingelagert, um gefährdete Personen und Helfer bei Beginn einer Epidemie behandeln zu können. Diese Arzneien waren zuvor schlecht verkäufliche Ladenhüter der Firmen, die anschließend rasante Anstiege der Aktienkurse verzeichneten. Ein früherer amerikanischer Minister war Aktienbesitzer der Herstellerfirma und wurde mit der Kaufentscheidung, an der er selbst beteiligt war, über Nacht um Millionen von Dollar reicher.

Die Wirksamkeit dieser Arzneien gegen noch unbekannte Viren ist mehr als zweifelhaft und die Verträglichkeit nach bisherigen Erkenntnissen von einer Reihe unerwünschter Wirkungen getrübt. Trotz dieses Schildbürgerstreiches geht diese Posse weiter und veranlasste eine Schweizer Firma zu der Entwicklung einer Vorimpfung gegen ein vermutetes epidemisches H5N1-Virus. Weltweit sind in 2007 bereits 20 Firmen mit der Entwicklung einer H5N1-Impfung beschäftigt, ohne das Virus einer vermuteten neuen weltweiten Epidemiewelle zu kennen (44). Natürlich werden Regierungsorgane und WHO eingespannt, um für den nötigen Verkauf und Einsatz zu sorgen. Es riecht danach, dass die Epidemie kommen muss, auch wenn fast alles dagegen spricht. Denn H5N1 ist seit 1997 bekannt und grassiert unter Tieren. Aber kaum eine Firma kann es sich länger leisten, Forschung ohne Verkauf durchzustehen.

Verdächtig eng fällt die H5N1-Kampagne mit der Bekanntgabe und Neueinführung eines ganzes Bündels neuer Impfeinführungen (HPV, Meningo-, Pneumokokken) zusammen, und der Drahtzieher ist wieder das CDC (Center for Disease Control) im Pentagon in Washington.

Alle Mühen mit der Bereitstellung der „Vorimpfungen" nach dem Flop mit der Vogelgrippe wurden belohnt, indem die WHO 2009 eine H1N1-Weltepidemie androhte, nachdem sich in Mexiko und in den USA schwere Grippefälle häuften. Mit dem Ausrufen der höchsten Bedrohungsstufe 6 wurden alle Nationen gezwungen, eine bereitstehende Impfvorsorge zu treffen. Wiederum war auch für Deutschland mit einem erneuten Flop zu rechnen. Drahtzieher war wieder das CDC in Washington. Besonders heikel war diese bundesweite Impfaktion wegen den tolerierten Zusätzen von Thiomersal und Squalen (siehe hier Seite 38/39), die das gesamte Unternehmen disqualifizierten. Es werden sich in Zukunft stets weitere Viruslücken im Immunsystem von Menschen zeigen. Viren sind für die Evolution von Leben unverzichtbar. Und wir bekommen Gelegenheit, durch ein zumutbares, wünschenswerterweise von Fieber begleitetes, Immuntraining zu leisten, was jeden einzelnen Menschen in die Lage versetzt, wirksam gegen chronische Leiden vorzugehen. Darauf sollte nicht verzichtet werden! Die globale Impfaktion der Pharma in 2009/2010 war ein einziger Fehlschlag und hat sich als „Eigentor" erwiesen. Denn noch niemals zuvor ist soviel Impfkritik entstanden. Zu deutlich sind die wirtschaftlichen Verflechtungen der Pharma mit der Politik und den Ärzten geworden. Den Schaden muss der Geimpfte ertragen. Das als besondere Zielgruppen die Kleinkinder und die Schwangeren fokussiert wurden, ist unerträglich! Wer will nun noch ernsthaft Vorteile in der Impfung gegen die „Schweinegrippe" 2009/2010 sehen.

Ergebnis: Nur 7% der deutschen Bevölkerung ließ sich impfen trotz intensiver Werbe- und Angstkampagne. Ärzte nahmen nur zu 4% (!) teil. Diese impfkritische Haltung überraschte und ließ die gesamte Aktion tatsächlich als Flop enden. Die Mehrheit der Impfdosen musste schließlich vernichtet werden. Die Skepsis war berechtigt, denn die Schweinegrippe erwies sich als harmlos. Der Impfstoff hingegen war mit Quecksilber (Thiomersal) und Squalen versetzt. Typische Nachbeobachtungen in europäischen Ländern wie Finnland und Frankreich, in denen mehr geimpft wurde, waren Nervenschäden (Narkolepsie, Schlafsucht) bei Kindern und Autoimmunerkrankungen. Virologen hatten bereits nachgewiesen (Doerr, 2009), dass Wildvirusgrippen einen breiten Schutzschild gegen andere Viren hinterlassen, den die Grippe-Impfung gar verhindert (61). Es ist damit sinnvoller, eine natürliche Grippe durchzustehen, als eine Impfung gegen Grippe anzunehmen.

Die Grippeimpfung ist der Ausdruck eines gestörten Verhältnisses zum Umgang mit Fieber und Akutkrankheiten. Akute Krankheiten wie die Influenza geschehen wegen einer Bereitschaft des Organismus, aus Schwäche heraus reagieren zu müssen. Die Übertreibung der Sichtweise, dass Ansteckung die Ursache der Erkrankung darstellt, führt zu der Begründung, dass es Schutz durch die Impfung gebe. Beides ist eindrucksvoll widerlegt: wer nicht krank werden will, weil er nicht den Bedarf für diese Krankheit hat, steckt sich nicht an (45), und wer sich im Alter von über 65 Jahren impfen lässt- die allgemeine Empfehlung für diese Impfung-, hat nur Nachteile und wird zudem häufiger grippal erkranken (46).

In 2004 hat ein Untersucher (62) die stationäre Aufnahme von grippekranken Kindern in zwei Kliniken in USA verfolgt und analysiert, mit welchen Virus-Erregern sie infiziert waren: In nur 3% der Fälle fanden sich Influenza-Viren, gegen die sich die Impfung richtet. Es ging um Bronchitis und Lungenentzündungen. In allen Fällen schnitten die mit Influenza-Viren Infizierten im Vergleich zu den anderen gefundenen Viren im Krankheitsverlauf am günstigsten ab. Von dieser Impfung ist daher dringend abzuraten.

(15) Pocken

Aus aktuellem Anlass ist diese 1976 beendete Impfverbreitung 2003 wieder in die Planung gerückt, obgleich an eine Durchführung weniger gedacht zu werden braucht. Hier wird über die angebliche Bedrohung durch Bioterrorismus in einer Zeit gesteigerter Impfmüdigkeit geschickt erneut Angst geschürt und Impfpropaganda ausgeübt. Demonstrativ ließ sich der amerikanische Präsident Ende 2002 öffentlich vor Fernsehkameras impfen. Die Ausrottung der Pocken wird heute noch als der größte Erfolg des Impfens gefeiert, obgleich diese Sicht widerlegt worden ist (47). Seither ließ sich die Ausrottungsidee von Krankheiten nur proklamieren, aber nicht mehr realisieren.

Pocken ist eine Viruserkrankung mit einer Inkubationszeit von 7 bis 19 Tagen. Die Erkrankung ist sehr schwer. Eine Einschleppung über einen Erkrankten ist unwahrscheinlich, da dieser sich kaum mehr auf den Beinen halten könnte. Eine theoretisch denkbare Verbreitung über eine Versprühung der Viren durch ein Sportflugzeug erfordert ein technisches Wissen, das man allein den westlichen Wissenschaftlern zutraut. Die Hemmschwelle für Kleinstaaten scheint glücklicherweise groß genug zu sein, sodass zur Vermeidung eigener Konsequenzen mit dem Einsatz dieser Waffe kaum gerechnet werden braucht. Sollte dennoch irgendwo ein Erkrankungsfall auftreten, laufen sofort Eingrenzungsmaßnahmen an, für die es bereits Erfahrungen gibt und die sich stets als ausreichend erwiesen haben.

Andererseits gibt es bis heute nur die „alten" Pocken-Impfstoffe, die als Lebendimpfung schwere Komplikationen und zu viele tödliche Ausgänge bewirken. Das hat zur Folge, dass es eine ganze Reihe Ausnahmen von dieser Impfung geben muss, sodass ihr Sinn nicht greifen würde. Gefährdet sind und von der Impfung ausgeschlossen werden müssten Schwangere, Stillende, Säuglinge, Akutkranke, Menschen mit angeborener oder erworbener Immunschwäche, Dauer-Kortison- oder Zytostatikatherapierte, Organtransplantierte, Krebskranke, AIDS-Kranke, Ekzem- und Neurodermitis-Kranke, Menschen, die mit all den Genannten in einem Haushalt oder engen Kontakt leben und noch andere Risikoträger (48). Das kann auch Ihnen dienen, sich von dieser Impfung im Eventualfall befreien zu lassen. Da in Deutschland der Staat, also der Steuerzahler, für die in der Regel lebenslangen Impfschäden aufkommen muss, kann ich mir angesichts der chronisch leeren Kassen kaum vorstellen, dass hier eine Impfempfehlung kommen könnte. In Deutschland gibt es die Notstandsgesetze, die dem Staat die Möglichkeit geben, einen Impfzwang im Bedarfsfall anzusetzen.

Da die WHO ebenfalls für den Fall eines Pockenausbruchs die Eingrenzungsstrategie und nicht die Massenimpfung empfiehlt, halte ich diese Diskussion für nicht mehr als Propaganda. Denkbar ist, dass manche Institute an einer neuen Impfung arbeiten. Bevor hier Zulassungen anstehen, wird diese Broschüre erneut überarbeitet worden sein.

(16) **Cholera**

Beide bakteriellen Infektionen, die Cholera und der Typhus, drohen bei mangelnder Hygiene im Umgang mit den Abwässern, dem Leitungs- und Nutzwasser, der Handdesinfektion und der jeweiligen Gesundheits- und Ernährungslage. Gefährlich sind die heißen Jahreszeiten, die Tropenländer und akute Notlagen wie Überschwemmungen oder andere Katastrophen, wenn Fäkalien nicht entsorgt werden können.

Für die Cholera sind immer wieder Schnecken und Muscheln aus verschmutztem Wasser Ausgang von Epidemien. Erkranken kann nur der Mensch.

Die Krankheit führt zu extremen Durchfällen, die nur durch rasche Flüssigkeitszufuhr überwunden werden kann. Unterernährte und vorgeschädigte Menschen werden schnell zu Opfern, wenn sie die Verluste nicht ausgleichen können. Gut genährte Touristen gehören nicht in die Risikogruppe, könnten aber eine unangenehme Urlaubsüberraschung durchstehen müssen. Antibiotika helfen nicht bei der Krankheit, mindern nur die Ausscheidung und Verbreitung der Erreger.

Die Impfung ist in Deutschland ein Totimpfstoff mit schlechter Wirkung und schlechter Verträglichkeit. Daher wird diese Impfung auch von der WHO nicht mehr empfohlen. In der Schweiz und in Schweden sind Lebendimpfstoffe als Schluckimpfungen hergestellt worden. Diese haben nur eine kurze Wirkung und decken nicht das Spektrum aller Choleraerreger ab (56).

(17) **Typhus**

Für den Typhus sind Infektionen über verunreinigte und ungenügend konservierte Nahrung das Hauptrisiko. Die Ansteckungsquelle sind häufig Dauerausscheider, entdeckt oder unbekannt, die bis zu einem halben Jahr nach Überstehen der Krankheit streuen. Der Erreger ist Salmonella typhi. Auch hier ist der Mensch der einzige Wirt. Nach Ansteckung kommt es bei jedem Dritten nach 1-3 Wochen zu einem anhaltenden Fieber, das bis zu 3 Wochen anhält und dann spontan abfällt. Nach der 1. Woche Fieber stellen sich Durchfälle, Leber- und Milzschwellungen und ein Hautausschlag auf dem Bauch ein. Der Kranke ist benommen und wirkt schwer krank. Verwechslungen mit anderen Tropenkrankheiten kommen vor. Schwere Komplikationen sind möglich und kommen besonders bei Kindern vor. Antibiotika sind wirksam und verbessern die

Heilungsaussichten, verhindern aber nicht das weitere Ausscheiden des Erregers. Diese Dauerausscheider bleiben monatelang eine Gefahr als neue Infektionsquelle und müssen überwacht werden.

Die Impfung gibt es in Deutschland als Lebendschluckimpfung oder als Injektion mit Totimpfstoff. Beide Impfungen wirken unbefriedigend und haben ihre Probleme (56).

Wer auf Reisen geht, kann heute die Seuchenlage vorab klären und auf diese Impfungen gänzlich verzichten. Stets ist angeraten, das Erkrankungsrisiko mit Durchfällen als das häufigste Reiserisiko anzusehen und sich entsprechend vorzubereiten. Gut genährte Reisende gehören nicht zu dem Kreis der Opfer durch diese Krankheiten. Bei Einhaltung von Hygieneregeln ist das Erkrankungsrisiko zudem verschwindend gering.

Bei der Cholera müssen die Verluste an Wasser und Salzen ausgeglichen werden. Der Typhus wird erfolgreich antibiotisch behandelt werden können.

Beide Impfungen, gegen Cholera und gegen Typhus, sind von geringer Wirkung und relativ häufig mit Nebenwirkungen behaftet. Informieren über epidemische Ausbrüche, entsprechende Regionen vermeiden und Hygieneregeln beachten sind gesundheitsförderlicher, als sich hier auf Impfungen einzulassen.

(18) Rotavirusinfektion

Dieses Virus ist ebenfalls für viele Darminfektionen bekannt. Das Risiko wächst mit dem Einsatz von Antibiotika, was in den Kliniken und in den Arztpraxen der wohlhabenden Länder leider zu häufig praktizierte „Normalität" ist. Durch die Beschädigung des Darmmilieus drohen viele Verdauungsstörungen, speziell Antibiotika steigern generell die Gefahr der Viruserkrankungen. Stillen ist für Säuglinge der beste Schutz gegen diese Rotaviren und gegen jede Art von Darmmilieustörungen. Natürlicherweise immunisiert sich das Stillkind im Nestschutz gegen diese Viren, die es in den ersten 2 Lebensjahren kennenlernt. Bleibt es völlig ungeimpft, wird es weniger Infekte erleiden, seltener Antibiotika brauchen und keine Probleme mit diesem Virus haben.

Die Ernährung mit der Flasche und der Ersatzmilch steigert diese Gefahr der Virusdarmerkrankung. Säuglinge sind besonders gefährdet, infolge der Durchfälle Wasser- und Salzverluste zu erleiden und zu Schaden zu kommen. *Das Ziel sollte nicht die Entwicklung neuer Impfungen, sondern die zuverlässige Steigerung des langen Stillens sein. Dann benötigt kein Kind mehr solche Impfentwicklungen.*

Die erste Rotavirusimpfung kam 1998, wirkte kaum oder nachteilhaft bei Afrikanern und Südamerikanern, der preiswerten und von den Firmen umworbenen Versuchsklientel. Nachdem mit der ersten Rotavirusimpfung in den Industriestaaten eine Steigerung von schweren Komplikationen, besonders den Darmeinstülpungen (Invaginationen), beobachtet wurde, beendete man 1999 den Vertrieb. Seit 2006 sind von 2 weiteren Firmen 2 neue Impfpräparate eingeführt worden, die als orale Lebendimpfungen mit abgeschwächten, durch Genmanipulation gewonnenen Viren verabreicht werden. Im Abstand von vier Wochen werden ab der sechsten Lebenswoche zwei bis drei Impfdosen - abhängig vom Impfstoff - bis zum sechsten Monat verabreicht. Details der Verträglichkeit und Folgeschäden sind noch nicht zu überblicken, aber Vorteile gegen andere Darmviren werden mit dieser Impfung nicht erworben.

Wieder führte das CDC im Pentagon Regie bei der Impfeinführung. Ein Mitglied des Zulassungsausschuss besitzt gar Anteile am Patent einer der zugelassenen Impfungen (49). Es überrascht gar nicht mehr, dass prompt, in 2013, die STIKO diese Impfung in den Impfkalender aufgenommen hat, obgleich es bei dieser harmlosen Durchfallerkrankung allenfalls um das Einsparen einiger Kliniktage ginge, zu denen ein Rotavirus-Durchfall führen könnte. Diese kritische Sicht, das Geld doch besser woanders zu investieren - denn immerhin geht es um ca. 45 Millionen Euro jährlich - teilt auch das pharmaunabhängige arzneitelegramm (63). Wir können wieder mit dem Replacement rechnen, dass bald die Noroviren oder andere das gleiche Leiden unterhalten. Das könnten wieder neue Impfungen bedeuten, ein unsägliches zynisches Wirtschaften.

Der allgemeine Verzicht ist vorzuziehen und alle Kraft in die natürliche Mutter-Kind-Beziehung zu investieren.

(19) Gelbfieber

In tropischen Ländern Afrikas und Südamerikas überträgt eine Stechmücke diese Virusart auf Affen und Menschen. Bei 80% der Infizierten kommt es zu einem grippeähnlichen harmlosen Verlauf mit lebenslanger Immunität. 20% bekommen ernstere Probleme, jeder zweite dieser schwer Erkrankten entwickelt Organveränderungen an Leber oder Nieren mit erhöhter Sterberate.

Eine Ausrottung dieser Krankheit ist nicht möglich, da auch Tiere erkranken. Stechmücken sind das eigentliche Problem, ähnlich wie bei der Malaria. Der Panama-Kanal konnte von 1903 bis 1914 nur gebaut werden, weil man mit Petroleumbesprühungen auf sämtliche Wasserdepots und Sümpfe die Brutstätten der Mücken wirksam bekämpfte. Die Impfung wird mit einem abgeschwächten, auf Hühnerembryonen vermehrten, vermehrungsfähigen Virus durchgeführt. Die Impfung wird besonders von Säuglingen und älteren Menschen schlecht vertragen. Das Gelbfiebervirus ist ein neurotropes Virus und dringt bevorzugt in die Nervenzentren ein. Die Impfung wird zum Schadensrisiko für das Nervensystem. Gehirn- und Nervenentzündungen, in Einzelfällen mit Todesfolge, sind belegt. Schwangere sollen gar nicht geimpft werden, weil dem Ungeborenen Schäden drohen.

Der Erfolg der Impfung ist ungeklärt, wird lediglich mit dem Nachweis von Antikörpern im Blut begründet. Ein prominentes Opfer war 1999 der Kameramann Ullmann, der im afrikanischen Land Elfenbeinküste nachweislich an Gelbfieber erkrankt war (50) und schließlich in der Charité in Berlin verstarb, obgleich eine angeblich schützende Gelbfieberimpfung vorausgegangen war.

Wer in Tropenländer fährt, kann durch Einreisebestimmungen genötigt werden, sich eine Gelbfieberimpfung gefallen zu lassen. Das fordert die WHO, die bestimmte Einrichtungen autorisiert, diese Impfungen durchzuführen. Es sind Bescheinigungen mit Behördenstempel notwendig, auch für den Fall, ungeimpft einreisen zu wollen.

Diese Lebendvirusimpfung sollte vermieden werden, indem man Reiseziele und Länder auswählt, die zu dem Reisezeitpunkt frei sind von dieser Infektionsgefahr. Andernfalls hat man das Risiko bleibender Schäden durch die Erkrankung wie auch durch die Impfung vergleichbar unserer Masernimpfung zu kalkulieren.

Es gibt aber gute Gründe für die Sichtweise, dass ein Aufenthalt in Tropenländern zu einem erhöhten Erkrankungsrisiko führt, wenn wir alle die Empfehlungen über uns ergehen lassen, die offiziell heute dem Reisenden nahegelegt werden: umfassende Impfprophylaxe und Chemoprophylaxe gegen dieses und jenes.

Es gibt genügend gesundheitlich verträgliche Alternativen, mit denen man ohne Impfungen besser reist (15), um die sich jeder selber kümmern muss.

(20) Tollwut

Diese Erkrankung ist eine Zoonose, eine von ansteckenden Tieren durch Biss und Wunden übertragene Virusinfektion. Die Überträger sind in erster Linie Füchse, Haustiere und Fledermäuse. Präventiv sind in Europa die Hauptüberträger, die Füchse, mit Ködern, in denen Kapseln mit Lebendimpfstoff untergebracht wurden, landesweit geimpft worden. Auch Haustiere werden zum Schutz der Menschen gegen Tollwut geimpft. Von 1977 bis 2000 gab es in Europa nur noch 281 Fälle, in Deutschland nicht mehr als 1 Fall pro Jahr. Die WHO registriert jährlich weltweit 35.000 Fälle. Man muss von einer höheren Dunkelziffer ausgehen.

Tollwutviren sind neurotrope Viren, lösen eine Gehirnentzündung, Enzephalitis, aus, die mit hohen Sterberaten ausgeht. Von den Gebissenen erkranken 10-20% und unter 5% bedrohlich schwer. Durch Spülen der Bisswunde mit Wasser und Seife unmittelbar nach der Verletzung sollen sich die Erkrankungsgefahren reduzieren lassen. Nach einer variablen Inkubationszeit, die zwischen 3 Wochen und 3 Monaten, in manchen Fällen über 1 Jahr dauert, kommt es zu einer grippalen Anfangsphase, die in eine Enzephalitis oder in periphere Lähmungen übergeht. Nach dem 7. Tag fällt der Erkrankte in ein Koma und verstirbt an einer Atemlähmung (51, 52).

Die Diagnose der Tollwut ist unsicher. Es gibt keine zuverlässige Methode. Der einzige deutliche Verdacht entsteht, wenn es in der Enzephalitisphase zu den charakteristischen Wasserreaktionen kommt, die als Hydrophobie bezeichnet werden: Durch Wassergeräusche werden wiederholt heftige Krämpfe ausgelöst.

Es gibt keine erfolgreiche Behandlung dieser Erkrankung! Am besten hält man Abstand von Tieren, die seltsam zutraulich sind und vermeidet das Streicheln fremder Tiere auf Reisen. Die Impfung ist problematisch, wird nach dem Biss als aktive (5- 6mal) und einmalig als passive mit Immunglobulinen verabreicht. Allergische und neurologische Komplikationen stehen deutlich auf der Schadensseite, denn in eine Inkubation hineinzuimpfen ist besonders risikoreich.

Der Tollwutimpfstoff ist eine auf menschlichen Krebs- oder Bindegewebszellen gezüchtete Vakzine. Niemals wurden Wirksamkeitsstudien durchgeführt. Allein der Antikörpernachweis genügte für die Zulassung. Aluminiumzusätze helfen dabei mit. Das Tollwutvirus selbst ist noch nie direkt nachgewiesen worden, weder im Elektronenmikroskop noch mit der PCR-Reaktion (Polymerasekettenreaktion), mit der kleinste Viruspartikel erfasst werden können. Die Tollwut bleibt daher eine rätselhafte Angelegenheit. Die in der Medizingeschichte beschriebenen Schäden sind wohl größtenteils der nach dem Biss in kurzen Abständen durchgeführten Impfungen anzulasten. Inkubationszeiten von Monaten bis über ein Jahr sind „abenteuerlich" und Ausdruck mangelnden Wissens.

16. Zusammenfassung

Impfungen sind krankmachend und werden als kleineres Übel verniedlicht gegen die Angst vor den eigentlichen Krankheiten. Diese Gefährdungen gesunder Menschen werden hingenommen, weil man zunächst so wenige Folgewirkungen sieht. Für alle Auswirkungen dieser Immunbelastung fehlt das Wissen im Detail, was nicht von dieser Massenanwendung abhält. Verantwortliche verhindern seit Jahrzehnten den Erkenntnisgewinn, welche Nachteile oder auch Vorteile Geimpfte gegenüber vollständig Ungeimpften haben, lassen die Fragen der Schädigung durch Impfungen offen, fördern damit permanente, unheilvolle da unwissenschaftliche Diskussionen über Sinn und Unsinn von Impfungen, die schließlich nur noch emotional und kaum mehr argumentativ ausgetragen werden.

Für die heute so drastisch zunehmenden Störungen der Abwehr so vieler Menschen gibt es wenig Verstehen, für die Nöte der Betroffenen wenig Verständnis. Krankheiten wie die Allergien werden zu einer „Normalität" erklärt: Das sei eben der Preis des Wohlstands! Steigerungen individueller Überempfindlichkeiten passen in keine Statistik und werden in das Reich egozentrischer Abnormitäten oder der Esoterik verwiesen. Hier finden viele Betroffene aber ihre Zuhörer, ihre Leidensgenossen und ihre sensiblen Therapeuten. Statt Kortison lindern dann Beseitigen von Störfeldern, Verschieben des Bettes weg von der „Wasserader", Konzentrationsübungen, Massagen, Bach-Blüten-Essenzen, Akupunktur und Homöopathika. Die schulmedizinische Ärzteschaft muss sich nicht wundern über die Abwanderung ihrer Patienten zu diesen alternativen Therapeuten und Kreisen. Das Unverständnis von Überempfindlichkeiten ist so umfassend wie die zwanghafte Trennung von Impfwirkung und Folgekrankheiten.

Der hohe gesellschaftliche Bonus des Arztes schrumpft wie der Glaube an die Machbarkeit der Technik. Mit der ökologischen Frage kommt die Verträglichkeitsprüfung jeder ärztlichen Maßnahme. Es wird wieder über die **Selbstheilung**, über die eigenen Fähigkeiten nachgedacht. Es fällt schon jedem medizinischen Laien auf, dass für funktionelle Leiden (Krankheiten ohne fassbare Organschäden) stoffliche Arzneigaben unnötig sind, genügend unstoffliche Alternativen bekannt sind, nur gefragt wird immer weniger der Arzt. Der zeigt sich auch hilflos, wenn die messenden, wägenden und abbildenden Diagnoseverfahren keinen Befund ergeben. Jeder Seelsorger kann in frühen Krankheitsstadien besser und angemessener behandeln als die Mehrheit der Schulmediziner von heute. Denn Krankheiten sind zunächst so dynamisch wie das Leben selbst: Im Zentrum, im Nervenzentrum ist zunächst die Entgleisung, die sich bei genügend langer Dauer und Schwere allmählich nach außen zum Körperlichen hin auswirkt. So ist nicht das Bakterium oder das Virus die Krankheit, sondern es ist die durch die innere Störung ausgelöste Milieuveränderung, die eine bevorzugte und einseitige Keimentwicklung erst ermöglicht. Das sichtbare, äußerliche körperliche Ereignis wird zum Signal für die innere Störung. Die äußere Behandlung allein erscheint wie der Aufwand der Feuerwehr, die im Brandfalle sich nur mit dem Feuermelder beschäftigen würde!

Die Schulmedizin bildet immer noch vorwiegend an Leichen aus, zerlegt den Menschen in seine Einzelteile und fördert Fachdisziplinen mit ihren vielfach absurden Lokalbehandlungen. Der Mensch ist mehr als die Summe seiner Teile: Er ist beseelt, hat einen denkenden und handelnden Geist und eine Einzigartigkeit, die Individualität. In diesem Kontext haben Krankheiten meistens einen Sinn. Hier fehlt beklagenswerterweise das **Konzept** von Gesund- und Kranksein. Pauschal werden Abweichungen vom Gesunden oder vom Normierten als negativ gewertet. Impfungen als Hilfsmittel zur Umgehung von Krankheiten geraten so in den zweifelhaften Ruf, die positive gesunderhaltende Maßnahme zu sein. Doch Impfungen machen obligat krank!

Verborgen und ununtersucht bleibt heute noch der individuelle Risikoweg eines Menschen in eine schwere Krankheit oder in Komplikationen hinein. Wer ist gefährdet? Unsere offizielle schematisierende und pauschalierende Medizin zeigt wenig Interesse an individuellen Verläufen von Krankheit und Gesundheit. Statistik ist heute das zweifelhafte Instrument individueller Impfberatung in den Arztpraxen und Behörden. Impfungen sind Bestandteil eines ebenso schematisierenden und pauschalierenden Krankheitsvermeidungsdenkens, mehr denn je ist aber eine Gesunderhaltungsstrategie gefragt. In dieser anderen Ausrichtung sind Impfungen schädlich und sinnlos.

Man muss sich keinen Illusionen hingeben: In unseren Ländern funktioniert die Wirtschaft mit dem Sponsoring von Politikern, Beamten, Wissenschaftlern und Ärzten. Manche nennen es Korruption, andere eine „angemessene Unterstützung" bei sonst geringen Einkommen oder dürftigen öffentlichen Unterstützungen. Was in dem Impfgeschäft empört und für zunehmende Verweigerung sorgen wird und sorgen muss, ist die Gewalt - moralisch oder dogmatisch - , mit der zu Impfungen genötigt wird und Impfgegner niedergemacht werden. Jeder soll seine guten Gründe haben dürfen, aus eigener Entscheidung an diesem Impfgeschäft nicht teilnehmen zu wollen. Das garantiert noch das Grundgesetz. Wie lange wird es dauern, bis dieses gebeugt wird?

Aus meiner Sicht sind alle Impfungen verzichtbar, keine einzige ist notwendig. Es macht keinen Sinn, einzelne Impfungen zuzulassen, da mit jeder Injektion das allgemeine Risiko für eine Beeinträchtigung der Gesundheit auf lange Sicht gegeben ist.

Die Alternativen zum Impfen finden Sie im Folgebuch „Nicht impfen - was dann?"

Sollten Sie diese Haltung für sich übernehmen, dann müssen Sie sehr stark sein und kreativ, um mit guten Argumenten dem Druck zu begegnen, der auf Sie in Ausbildung und Beruf ausgeübt wird.

Sie können ethische oder religiöse Gründe für sich anführen oder schließlich sich eine Unverträglichkeit und ein Verbot für Impfungen bescheinigen lassen.

17. Welcher alternative Umgang mit den Impfungen ist zu überlegen?

(Zusammenfassung wichtiger Einzelfragen im Vorgriff auf das Folgebuch „Nicht impfen - was dann?" (15))

17.1. In den heutigen Zeiten von Wohlstand und Vollernährung, von Frieden und sozialen Netzen ist das Impfen entbehrlich geworden und nur noch von medizinhistorischem Interesse. Kein Kind benötigt heute zum Beginn des Lebens irgendeine Impfung, und das kann bis zur Volljährigkeit aufrechterhalten werden! Mit Mühe können wenige Indikationsimpfungen (Hepatitis B bei Neugeborenen ansteckender Mütter) im Lebensverlauf diskutiert werden oder mit Umsicht, Verantwortung und Sorgfalt (Röteln vor Schwangerschaft) vermieden werden.

17.2. Die Entscheidung zum Impfverzicht konfrontiert die Betroffenen mit militanten Impfbefürwortern, gegen die frühzeitig eine angemessene Strategie überlegt werden muss. Solange keine Impfpflicht besteht, kann auf das Grundgesetz und das Selbstbestimmungsrecht des Menschen (§1 der ärztlichen Berufsordnung beschreibt eindringlich, dass Ärzte das Selbstbestimmungsrecht des Patienten zu würdigen haben!) verwiesen werden. Niemand sollte sich in dieser Entscheidung erpressen oder nötigen lassen.

17.3. Es muss die **aktive**, handelnde und zur Selbstheilung fähige Haltung angestrebt werden (in Schwangerschaft, Geburt und danach) - Selbstverantwortung ist gefragt und wird in der Regel in Praxen und Kliniken anerkannt. Kritische Patienten sind unbequem, aber geachtet!

17.4. Es können alle Möglichkeiten der Förderung einer besseren Gesunderhaltung genutzt werden. Der Mensch trainiert Fähigkeiten von Geburt an nach einem biologisch sinnvollen Zeitplan. Das sollte genutzt werden. In diesem Sinne sind die nachfolgenden Ausführungen zu verstehen.

17.5. Dringend empfohlen sind frühe Entscheidungen für Einrichtungen und Unterstützer, die möglichst natürliche Bedingungen für den eigenen Weg durch Schwangerschaft, Geburt und frühe Elternschaft ermöglichen und begleiten. Ich rate zu der Bevorzugung einer selbstständig arbeitenden Hebamme für die Betreuung dieser wichtigen Zeit.

17.6. Unbedingt **stillen**, 6 Monate voll und danach erst zufüttern. Für das Stillen gibt es danach keine zeitliche Grenze als die eigene Entscheidung. Bis Ende des 4. Lebensjahres kann es durchaus sinnvoll sein.

17.7. Nestschutz bedenken! Nach dem Stillen garantieren die häuslichen Familienbedingungen und die zuverlässigen Beziehungen (Mutter, Vater oder Pflegeeltern) das Wohlgedeihen des Kindes. Gemeinschaftsunterkünfte wie Kindergarten oder Horte sind frühestens nach drei bis vier Lebensjahren anzuraten.

17.8. Hygienefragen sind nicht unwichtig! „Dreck" darf durchaus probiert werden! Aber es wächst der Horizont des Kindes langsam und unter Nestschutzbedingungen und sollte nicht zu früh das völlig „Fremde" konfrontieren. Es braucht auch kein Kind auf „Masernpartys" gehen, nur weil es sonst keine Gelegenheit zu der Annahme dieser zunehmend seltener werdenden Krankheit habe. Kinder werden krank, wenn sie es für ihre Entwicklung brauchen!

17.9. Krankheiten sollen möglichst nicht von außen behandelt werden, um Unterdrückungen zu vermeiden. Echte bleibende Heilungen erfolgen von innen nach außen. Das **Oberflächliche, Zumutbare sollte toleriert werden, damit das Unzumutbare nicht stattfindet**. So können Immunbarrieren kraftvoller werden und Entwicklungen zu chronischen Krankheitsvertiefungen frühzeitig verhindert werden.

17.10. Ab 6. Lebensmonat **tolerant und unterstützend mit Fieber** (mindestens 3 Tage lang keine senkenden Maßnahmen, auch keine Wadenwickel) umgehen. Mit Fieber ist effektive Krankheitsüberwindung (Immunerfahrung, Kompetenz) zu erwarten!

17.11. Vermeidung jeglicher Arzneizufuhr bei dem Kind in den ersten Jahren (auch kein Jod, Vitamin K, Vitamin D, Fluor **unter Beachtung der Alternativen** - siehe (53)). Immer eine Abschätzung des Einzelrisikos anstreben, aktiv um Alternativen bemühen. Individuelle Entwicklungsbedingungen und Besonderheiten berücksichtigen.

17.12. Anstreben, **3 Lebensjahre völlig impffrei** zu lassen! Geistige und besonders Sprachentwicklung abwarten. Danach versuchen Sie eine „Bestandsaufnahme" mit Beurteilung der bisherigen Entwicklung. Erlauben Sie sich die Freiheit, in dieser Begleitungsstrategie fortzufahren und weiter auf Impfungen zu verzichten.

17.13. Das Impfthema bereits **vor der Geburt behandeln** - danach besteht oft Überrumpelungsgefahr. Eine Vorentscheidung für den eigenen Weg ist wichtig!

17.14. Jedes genetisch, geburts-, zerebral**geschädigte Kind völlig ungeimpft lassen**, weil weitere Beeinträchtigungen der ohnehin ungünstigeren Startbedingungen drohen!

17.15. Sykotisch belastete Kinder (Frühgeburten, in der Familie früher Herztod, Gonorrhoe, Bluthochdruck, Diabetes, Übergewicht) unbedingt drei Jahre **verschonen.**

17.16. Wenn **impfen**, dann nur im guten Zustand und nach der infektreichen Zeit (dem Winter), günstige Monate sind April/Mai/Juni.
Aber gehen Sie nochmals in sich, denn keine Injektion kann rückgängig gemacht werden. Fragen Sie sich, ob Sie jemand nötigt, Angst macht oder Sie herausfordert.

17.17. Bei Reaktionen nach Impfungen keine Auffrischungen nach Plan, mindestens ein Jahr abwarten oder ganz beenden. Keine Impfung ist umsonst oder verloren! Aber auch: Keine Impfung ist harmlos!

17.18. Diphtherie- und Tetanus-Impfungen sind in ihrer Konzeption und Wirkung sehr anzuzweifeln. Wer sich darauf einlassen will, kann diese Impfungen einzeln oder gemeinsam annehmen. Die zweite Impfung hat Zeit (mehrere Monate) und die dritte auch (mehrere Jahre!). Nicht unter Druck setzen lassen, wenn die Zeit ungünstig und das Kind nicht in gutem Zustand ist. Nach über 10 Jahren Abstand und länger ist auf

Wunsch **allein eine** erneute Impfwiederholung für mindestens weitere 10 Jahre ausreichend!

a) Diphtherie-Impfung je nach Inlandsituation überlegen, zur Zeit verzichtbar.

b) Tetanus-Impfung bleibt eine persönliche Entscheidung, ob die Durchsetzungskraft, sich im Verletzungsfalle gegen die planmäßige Impfung zu wehren, ausreicht.

Keine alleinige Tetanus-Aktiv-Impfung nach der Verletzung! Der Verzicht beider Impfungen ist generell zu bevorzugen.

17.19. Die Polio-Impfung muss jeder für sich selbst entscheiden, denn ein reales Risiko besteht nicht mehr. Heute ist die Polio-Impfung verzichtbar! Grundsätzlich ist dieses Darmvirus für gesunde Ungeimpfte kein größeres Risiko.

17.20. Verzicht auf die MMRV und Vorbereitung auf das Zulassen und die Begleitung von Fieber.

17.21. Die Hepatitis-B-Impfung aktiv und passiv nur bei in der Schwangerschaft nachgewiesener Ansteckungsgefahr dem Neugeborenen geben (Schnelltest nach der Geburt fordern).

17.22. Auslandsreisen gut bedenken. Erkrankungsrisiko gegen Impfrisiko abwägen. Besser Reiseziele mit europäischen Verhältnissen und Klima bevorzugen, da dann der Impfverzicht möglich ist. Aber auch für Fernreisen sind Informationen wichtig und keine Impfungen notwendig.

17.23. Individuelle Besonderheiten berücksichtigen und diese wie Ausnahmen behandeln. **Ein optimal entwickeltes Kind braucht die Impfung am wenigsten!**
Völliger Impfverzicht ist vertretbar und muss respektiert werden.

17.24. Ärzte aufsuchen und bevorzugen, die persönliche Entscheidungen respektieren. Das können naturheilkundlich orientierte Hausärzte sein. Fachärzte sind für Fachfragen stets vorhanden, aber nicht für die Gesundheitspflege geeignet. Erfahrungsgemäß erkranken ungeimpfte Kinder selten und benötigen am wenigsten ärztliche Hilfe.

17.25. Das Ziel ist die Förderung einer Gesunderhaltung aus eigener Fähigkeit unter Einbeziehung der zumutbaren, meist oberflächlichen Krankheiten, das Niedrigrisiko-Kind. Dieses hat für jede Krankheit das geringste Risiko der Komplikationen, ob diese Masern, Borreliose, SARS-Infektion oder sonst wie heißen!

Die Abwehr des Kindes fängt im Geist der Eltern an und richtet sich heutzutage bereits vor Krankheitsbedrohung gegen die Impfbelastung und ihre Ausführer.

Entscheiden Sie selbst!
Aber sagen Sie später nicht, Sie hätten von alledem nichts gewusst!

18. Häufig gestellte Fragen in Diskussionen und in Beiträgen von Medien.
Argumente der Impfbefürworter in der Kritik

18.1. Sind Impfungen natürliche Vorbereitungen zur Verhinderung von Krankheiten?

Nein, Impfungen sind Kunstmaßnahmen mit Verletzung. Es stimmt, dass der Mensch von Geburt an mehr Fremdeinflüsse mit seinem Abwehrsystem verarbeiten muss, als eine Mehrfachimpfung an Antigenen bringt. Denn der Vorgang in der Natur ist ein anderer als die Spritze, die absolut als unnatürlich angesehen werden kann. Ein Kind genießt Nestschutz durch die Mutter und die Muttermilch. Vieles an Fremdkontakten wird für das Kind abgeschwächt und zumutbar angenommen. Eine Spritze kommt zum willkürlichen und denkbar ungünstigen Zeitpunkt 3x im ersten halben Lebensjahr, enthält unangenehme Schadstoffe wie Formaldehyd, Aluminium, Antibiotika, Squalen, Nanopartikel und bis vor kurzem Quecksilber. Impfungen nehmen keine Rücksicht auf die individuelle Empfindlichkeit, und der Impfplan berücksichtigt nicht die verschiedenen Reaktionen. Häufig ist es angeraten, mit Wiederholungen früher aufzuhören.

18.2. Sind Impfungen gefährlich?

Eindeutig ja! Erkenntnisse hierzu erhält man nur, wenn man die Leidensgeschichten der Geimpften umfassend prüft, die Krankheitsdaten mit den Impfdaten vergleicht. Das ist heute noch notwendig, weil man die Details einer Reaktion nach Impfungen im menschlichen Organismus nicht kennt. Statistik kann in dieser Frage nur aufschlussreich sein, wenn man absolut ungeimpfte Personen über lange Zeit (Jahre und Jahrzehnte) mit geimpften vergleicht. Das müsste streng genommen mit jeder neuen Impfeinführung gefordert werden. Andernfalls kann keine Aussage über die vorgegebene Ungefährlichkeit irgendeiner Impfung gemacht werden.

Individuell gesehen trifft ein Impfpräparat auf einen Gleichgewichtszustand, der labil sein und mit dem Impfereignis zum Kippen kommen kann. Gesundheit definiert sich als ein Wohlbefinden im Einklang mit unseren Erregern in uns und um uns herum. Durch das Impfereignis können verträgliche Keime in uns bösartig werden und bei zuvor harmlosen Krankheiten zu heftigeren Folgen und Zerstörungen führen. Die Vielseitigkeit der Folgen der Borreliose, die über Zecken auf den Menschen gelangt, mahnt uns zu vorsichtigerem Umgang mit unserer Gesundheit. Geimpfte haben hier erhebliche Probleme, Ungeimpfte kaum.

18.3. Können Impfungen chronische Krankheiten hervorrufen?

Ja, es geschieht von Beginn an. Das Eingespritzte kann nie wieder ausgeschieden werden, es belastet und verändert den Organismus akut und schleichend chronisch. Das geschieht durch den Einbau von Impfviren in unser Genmaterial, durch Beschädigung von Gehirnzellen über Aluminiumionen und durch das Beifügen von Substanzen, die Allergien auslösen und unser Abwehrsystem schädigen. Jede Wiederholung von Impfungen wirkt wie eine komplette Steigerung der Überempfindlichkeit, die von Impfspezialisten als Boosterung benannt wird und nichts anderes ist als Allergisierung. Die verschiedenen Allergieformen von Heuschnupfen über Neurodermitis, Asthma bronchiale, Rheuma, Autoaggressionskrankheiten und schließlich sogar der Zusammenbruch des Abwehrsystems wie beim Krebsereignis sind erst zu Seuchen angewachsen, seitdem systematisch ganze Gesellschaften geimpft werden.

18.4. Allergien waren in der DDR vor der Öffnung seltener als in Westdeutschland, obwohl dort konsequenter geimpft wurde. Das spreche doch gegen die Vorstellung, dass Impfungen Allergien auslösen?

Diese Behauptung sehe ich eher als Verweigerung zu denken an. Sie mutet recht verzweifelt in der Argumentation an.

In den Impfpräparaten sind definitiv allergisierende Substanzen enthalten und das Boostern ist schlicht Allergisierung. Wie will man nun behaupten, dass Impfungen keinen Einfluss auf unsere Allergieprobleme haben? Da können die Statistiken nur falsch oder konstruiert sein.

Zweitens wird hier wieder eine Behauptung aufgestellt, die gefolgert wird aus einem Vergleich von Geimpften mit Geimpften. Solche Studien sind nicht aussagekräftig, werden nur willkürlich zum Missbrauch genutzt.

Drittens war jedem bekannt, dass die DDR ein Unterdrückungssystem etabliert hatte, das mit seinem langen Arm bis in jedes Haus reichte. Allergien sind zu über 50% psychisch bedingt, also substanzunabhängig. Hier reagieren Menschen aus ihrer psychischen Not heraus. Solange die Grenzen geschlossen waren, wurde jedes Aufbegehren unterdrückt, wurden Abweichungen von der offiziellen Linie verfolgt und bestraft. Dafür versorgte der Staat jeden Bürger. Nach der Grenzöffnung fiel diese Sicherheit weg. Nun waren diese ehemaligen staatsversorgten DDR-Bürger auf sich allein gestellt. Dieser umfassende Stress hatte gewaltige Folgen für die Empfindlichkeitsreaktionen nach der Wende. Schnell glichen sich die Allergiezahlen von Ostbürgern denen der Westbürger an.

Viertens: Wenn man heute die Krankenvorgeschichten von ehemaligen DDR-Bürgern untersucht, stellt man erschreckend viele Traumatisierungen durch die Medizin in den Kinderjahren fest: gehäufte Infekte, wiederkehrend Antibiotika, Operationen von Rachenmandeln, Ohren und Polypen, klägliche Kindesentwicklungen mit Kurbedürftigkeiten. Alles geschieht nachprüfbar in enger Korrelation zu den Impfungen. Das war der Preis der Impfroutine: die komplette Unterdrückung des individuellen Aufbegehrens. Nach meinem Eindruck passierte hier noch mehr Negatives in den Kinderjahren als im Westteil. Es erlaubte sich in der ehemaligen DDR kaum jemand, sich dem Staat zu verweigern. Die DDR soll eine der höchsten Suizidraten Europas gehabt und verheimlicht haben.

18.5. Trainieren Impfungen das Immunsystem?

Das ganze Leben ist ein Trainingsprogramm für den Lebensraum, in dem der Mensch aufwächst und sich aufhält. Dieses sollte sinnvoll und altersgemäß unterstützt werden. Unter den vorzüglichen Bedingungen in Europa mit andauerndem Frieden, Vollernährung und sozialen Versorgungen sind perfekte Voraussetzungen gegeben, nicht mehr mit Pest, Cholera, Tuberkulose und derartigen Epidemien leben zu müssen. Dazu haben Impfungen nichts beigetragen, sind folglich auch nicht zur Vorbereitung notwendig. Heute müssen die Menschen gegen Allergien und spätere Krebserkrankungen trainieren. Die wirksamste Hilfestellung wird hier die Konsequenz, die Unversehrtheit der Individuen und das sinnvolle Durchstehen fieberhafter Bagatellinfekte wie Grippen oder die alten Kinderkrankheiten zu garantieren.

Impfungen sind nicht vergleichbar mit den natürlichen Fremdkontakten, denn die Spritze hintergeht Haut und Schleimhaut, die eigentlichen Orte der Fremderkennung. Der Inhalt der Spritze bringt zudem Substanzen, die unerwünscht sind und schädigen. Daher sind Impfungen für das Immuntraining gefährlich und riskant.

18.6. Haben Kinderkrankheiten wie Masern, Mumps, Röteln oder Windpocken einen Sinn? Bringt es Vorteile, diese durch Impfungen zu verhindern?

Die Zeiten haben sich geändert. Die klassischen Kinderkrankheiten haben ihre Gefährlichkeit, ihren vormaligen Schrecken verloren. Schon immer war klar, dass unterernährte und geschwächte Menschen höhere Risiken für Komplikationen durch Krankheiten gleich welcher Art haben. Die erschreckenden Berichte und Angstszenarien durch die Krankheit Masern gehen zu über 95% zurück auf die ungünstigsten Lebensbedingungen in Armutsländern. Mit der vorteilhaften Unterstützung der günstigen Zeitbedingungen braucht man in Europa keine Angst vor diesen „Klassikern" haben. Das kann anders sein, wenn die Grundregeln im Umgang mit Fieber, mit Hautausschlägen oder mit der Pflege und Versorgung von Kranken nicht beachtet werden.

Schon immer waren Eltern und Pädagogen beeindruckt von den vorteilhaften Veränderungen ihrer Kinder nach dem Durchstehen der Kinderkrankheiten, nur nicht die meisten Ärzte. Der Zusammenhang zwischen den chronischen und den akuten Krankheiten bleibt vielen heutigen Ärzten verborgen und ist eher Angelegenheit der Erfahrungsmedizin und der Pädagogik.

Man bedenke, dass die Argumentation der Impfbefürworter mit Hinweis auf Gefahren und Komplikationen laut Statistiken durch diese Krankheiten wie durch Masern im Erwachsenenalter stets in der Logik gesehen wird, dass man sich nach den Vorstellungen der Schulmedizin verhalten hat und weiter danach richtet. Dass man Impfungen fortsetzt, in keinem Krankheitszeichen Sinn sieht, Antibiotika unbedenklich genießt, Kortison annimmt und viele Medikamente schluckt, bevor man krank wird.

Die andere Logik ist die der Optimierung der eigenen Möglichkeiten und des Verzichtes auf das, was man nicht braucht. In dieser Logik können Sie völlig gelassen auf alle Impfungen verzichten und sich dem Krankheitsspektrum unserer Zeit stellen. Auch als Erwachsene werden Sie im Bedarfsfall nicht schwerer erkranken als in der Kindheit, nur die notwendige Frustration werden Sie weniger tolerieren. Frühe Masern reduzieren die Anfälligkeit für Krebserkrankungen, durch die Impfungen beschleunigen Mediziner das Krebsrisiko.

18.7. Nichtgeimpfte verhalten sich asozial, weil Krankheiten ausgerottet werden sollen, beteiligen sich nicht und genießen den Schutz?

Dieser häufige und beliebte Vorwurf berührt die Grundrechte jedes Menschen, dass einjeder sich seine Gesundheitsfürsorge selbst wählen kann. Es trägt auch niemand Verantwortung, wenn einerseits dem Impfplan nachgegeben wurde und anschließend eine schwere Krankheit oder ein Krebs ausbricht. Das bleibt als Individualschicksal oder Schuld dem Kranken überlassen.

Das Ausrotten von Krankheiten ist für die Impfvertreter und die beteiligten Firmen interessant, für die Gesundheit der Menschheit unsinnig. Hier wird eine Kurzsichtigkeit gepflegt, die eine vorübergehende Erregerfixierung einsichtig macht und das Problem dahinter unberücksichtigt lässt. Besonders schamlos ist der Verweis, dass wohlhabende Impfgegner dazu beitragen, dass Masern weiter erhalten bleiben, wo man doch in Afrika so sehr darunter leide. Die Verantwortung für die Entwicklungsländer war von Seiten der Industriestaaten noch nie besonders, solange nicht eigene wirtschaftliche Interessen berücksichtigt wurden. Vielmehr nutzen die großen Pharmafirmen den Pool armer Menschen in Afrika und anderen Drittweltländern, um gegen wenig Geld Probanden zu rekrutieren, mit denen Impfverträglichkeitsstudien vorgenommen werden, bevor man sich an die Zulassungsstellen wendet. Ausgerottet werden muss stattdessen der Hunger.

Man kann die Frage auch umdrehen:

Geimpfte verhielten sich mit der Polioschluckimpfung „asozial", weil sie Ungeimpfte ansteckten. Theoretisch gilt das auch für Personen, die mit Lebendimpfstoffen gespritzt werden. Geimpfte behindern Ungeimpfte, zu geeigneter Zeit Kinderkrankheiten durchzumachen und tragen dazu bei, dass Erwachsene sich mit Kinderkrankheiten beschäftigen müssen.

Gegen Keuchhusten geimpfte Personen können unentdeckt die Krankheit übertragen und Säuglinge im 1. Lebensjahr gefährden.

Geimpfte Personen belasten die Sozialkassen durch ihre vielen Folgekrankheiten übermäßig und zwingen dadurch ungeimpfte Gesunde zu höheren Beitragszahlungen nach dem Solidarprinzip. Ungeimpfte sind selten krank, gehen wenig zum Arzt und belasten das Solidarsystem nur minimal. Ungeimpfte verhalten sich in hohem Maße sozial, geimpfte Personen werden auf lange Sicht immer teurer, sprengen die Sozialbudgets und benötigen schließlich hohen Pflegeaufwand durch ihre chronischen Erkrankungen

18.8. Ungeimpfte Personen würden nach häufiger Aussage von Kinderärzten mehr gesundheitliche Probleme haben. Fördern Impfungen die Gesundheit und bewahren vor schweren Komplikationen?

Hier werden Vorurteile aufgebaut und üble Verleumdungen in die Welt gesetzt. Die in diesem Heft erwähnte Salzburger Eltern-Kind-Studie (3) legt Zeugnis ab von den ganz anderen Beobachtungen der jeweiligen nicht impfenden Eltern. Ich kann aus meiner Praxis bestätigen, dass die Gesundheitslage der verschonten Kinder mehrheitlich vorzüglich ist und lediglich gewisse Erbbelastungen milder und vorübergehender zur Ausprägung kommen. Hervorheben möchte ich als besonderen Gewinn, dass bakterielle Gehirnentzündungen in den Kinderjahren praktisch nicht vorkommen und die Abwesenheit von Kinderkrebs! Man bedenke, dass bakterielle Gehirnentzündungen ihren „normalen" Häufigkeitsgipfel im ersten Lebensjahr haben, schwer verlaufen und bereits Anlass für 3 Impfungen (HiB, Pneumokokken, Meningokokken) sind. Ungeimpfte haben hier offensichtlich keine Probleme und weiter keinen Bedarf, weil ihre Blut-Hirn-Schranke unverletzt bleibt.

Impfungen sind definitionsgemäß stets krankmachend, beeinträchtigen die Gesundheit und sind geradezu Wegbereiter für Komplikationen anderer Krankheiten als die, gegen welche geimpft wird.

18.9. Sind Ungeimpfte ein Risiko für Geimpfte?

Die umgekehrte Frage werde ich im Folgeheft „Nicht impfen - was dann?" beantworten. Ungeimpfte können natürlich bei ansteckenden Krankheiten andere Personen anstecken. Dann kann der „Schutzeffekt" der

Impfungen gehörig zweifelhaft werden, wenn wider Erwarten Geimpfte Keuchhusten, Masern oder Grippe bekommen. Das ist so häufig zu beobachten, dass der Ruf danach, noch häufiger zu impfen, dem heiligen Glauben an die Qualität der Impfungen folgt, anstatt dem Zweifel nachzugehen. Die Lösung des Problems erfolgt nicht wissenschaftlich, sondern politisch, indem die Ungeimpften in Deutschland mit dem „Gesundheitsschutzgesetz" geächtet werden, schon bei Verdacht einer ansteckenden Erkrankung zu Hause bleiben sollen. Unverblümt fordern Ärzte und Gesundheitspolitiker, „unterstützt" von der Pharmawirtschaft, den Impfzwang einzuführen. Der erste Schritt ist das Vorschreiben von Vorsorgeuntersuchungen bei Kindern, bei denen der Zweck des Impfens im Vordergrund steht. Begünstigt wird diese Entscheidung durch den Vorwand, vernachlässigte Kinder rechtzeitig ermitteln zu wollen. Damit sind wohl eher die Ungeimpften gemeint. Als nächstes kommen dann die Koppelungen von Impfungen und Einlass in den Kindergarten, in die Schule, in das Praktikum und an den Arbeitsplatz. Überraschenderweise sind die impfunwilligen Eltern vorwiegend die aufgeklärten, informierten und eher wohlhabenderen oder die kritischen, die aus den ökologischen Krisen für sich und ihre Familie gelernt haben. Diese Bevölkerungsgruppe wird sich einer totalitären Entwicklung in diesen Fragen nicht beugen.

Ungeimpfte sind für Geimpfte ein Risiko, weil sie den Geimpften deutlich vor Augen führen, wie anders krankheitsreich und leidensvoll der Weg der Impfgeschädigten sein kann.

18.10. Wie viele Impfungen verträgt der Mensch?

Impfbefürworter lachen über diese Frage, denn alltäglich setzen wir uns mit wesentlich mehr Antigenen auseinander, als wir jemals mit Impfungen erhalten können. Mit anderen Worten: Es gibt keine Obergrenze. So wird fleißig geforscht und an unzähligen weiteren Impfungen gearbeitet, die nun auf die Genetik gestützt sind. Weiß man eine Struktur für Bluthochdruck, für Diabetes, für Neurotransmitter oder für Krebsarten, so lassen sich Antikörper basteln, die gezielt eine Ausschaltung der verantwortlichen Struktur bewirken. Da kommt eine Menge von neuen Angriffen auf unsere Gesundheit zu. So stellt sich immer drängender die Grundsatzfrage: Bin ich überhaupt noch zu Impfungen bereit!

Hier soll nochmals die entscheidende biologische Relevanz einer Schädigung durch Impfungen betont werden:

Verschiedene Fremdeinflüsse auf den Menschen, wie neben den Impfungen die Metallbelastungen (z.B. aus den Zahnamalgamen), die Antibiotika, Hormone (wie die „Verhütungspille"), Gifte aus der Umwelt, Strahlen von Röntgen oder von Mobiltelefonen sind hinsichtlich ihres Schädigungseffektes nicht additiv, sondern potenzierend wirksam. In biologischen Organismen sind 1+1 nicht gleich 2 sondern 100 und mehr (14). Impfungen zeigen hier den intensivsten negativen Effekt, da sie durch das Einspritzen unausweichlich sind. Es nützt nichts, einer Studie zu folgen, die die eine oder die andere Impfung im besten Ergebnis als harmlos und effektiv darstellt. Es ist nicht realistisch und damit Betrug! Keine Impfung ist harmlos, aber jede weitere ein Lebensrisiko!

18.11. Sind Mehrfachimpfungen günstiger als Einzelimpfungen?

Bei Einzelimpfungen können die Folgen besser übersehen und dem Impfstoff zugeordnet werden. Danach kann die Fortsetzung gezielt unterbrochen oder beendet werden. Sind jedoch mehrere Impfungen vorgesehen, wächst die Gefahr, die von den häufiger verabreichten Zusatzstoffen, den Additiven, ausgeht.

Die Mehrfachimpfungen sind komplikationsreicher (41) und unübersichtlicher in der Beurteilung der Anteile mit ihren Folgeproblemen. Die Firmen sorgen dafür, dass Einzelimpfungen nicht mehr hergestellt werden und die Wahl zwangsläufig einseitig ausfallen muss. Das kann aber auch zum Anlass genommen werden, auf alles zu verzichten.

18.12. Gibt es homöopathische Impfungen? Kann der Schaden infolge konventioneller Impfungen durch Homöopathika gelindert oder verhindert werden?

Drei mal nein! Homöopathische Arzneien sind verdünnt und verschüttelt und werden den Kranken nach Ähnlichkeit zu ihren Symptomen ausgewählt. Der bloße Name einer Krankheit, mit der ein Mensch noch nie Kontakt hatte, ist nicht geeignet, mit Homöopathika wie Nosoden (potenzierte Krankheitsprodukte) angemessene erwünschte Wirkungen auszulösen. Daher ist der Anspruch bereits irreführend.

Auch ist die homöopathische Arznei nicht in der Lage, den Impfschaden zu beheben oder zu verhindern, weder wenn diese Arznei vor, noch wenn sie bei oder nach der Impfung gegeben wird. Wohl kann die Homöopathie helfen, mit dem Schaden besser zu leben. Aber man sollte hier keine Illusionen pflegen und eine Alternative zu den Impfungen behaupten: Die „Brutalität" einer Impfung steht in keinem Verhältnis zu der „zarten" homöopathischen Reaktion!

18.13. Dürfen Schwangere geimpft werden?
Die Stiko empfiehlt und fordert Schwangere mit allen Totstoffimpfungen zu spritzen. Einigkeit besteht nur in der Ablehnung der Lebendimpfungen (gegen Masern, Mumps, Röteln, Windpocken, Gelbfieber). Ich rate dringend davon ab, Schwangere generell mit irgendeiner Impfung zu belästigen. Das Abwehrsystem darf keinesfalls belastet werden, die Intaktheit einer Schwangerschaft hängt entscheidend von der Unversehrtheit der Abwehr ab. Allein die Zusatzstoffe (Additive) wie Aluminium, Squalen, Formaldehyd oder Phenol sind in ihrer dargestellten Giftigkeit für Schwangere nicht zumutbar. Schwangere sollten sich besser auf eine „gesunde", vollwertige Ernährung mit „reinen" garantiert ökologisch-biologischen Lebensmitteln konzentrieren, für regelmäßige Bewegung sorgen und konsequente Distanz zu allen chemischen Substanzen und Impfungen halten. Eingehende Diskussionen über das, was Schwangere angeht, finden Sie in der „Kritik der Arzneiroutine" (53) und in dem jüngsten Buch „Homöopathie und die Gesunderhaltung von Frauen" (60).

18.14. Warum sind die MMRV-Impfungen, speziell die gegen Masern, abzulehnen?
Alle vier Viren gelangen in Nervenzellen, bleiben vermehrungsfähig und können nicht kontrolliert werden. Diese Viruspersistenz ist Teil des Krebsgeschehens, weil jederzeit Impulse für Mutationen der Gene geschehen können. Da es schulmedizinisch kein Konzept zur Verhinderung von Krebs gibt, andererseits Fieber eine überragende Bedeutung hat und heute entschieden häufiger an Krebs gestorben wird und dass bereitsw in der Kindheit Krebs kontinuierlich und zahlenmäßig häufiger zunimmt, als jemals an Masern gestorben wurde, verbietet

sich diese Ansteckung mit der Spritze. Masern, Mumps, Röteln haben seit der Beendigung der Pockenimpfung keine Bedeutung mehr, auch wenn hier einige Fälle auftreten können. Mit dem Zusatz der Windpockenviren sind die Ansteckungen anderer Mitbürger deutlich geworden. Das müssen wir nun für alle vier beteiligten Impfviren befürchten.

18.15. Welchen Sinn hat die Ausrottung von einzelnen Krankheiten mehr als nur eine gute Geschäftsidee zu sein?

Ich bin für die Ausrottung von Hunger und Kriegen, die Basis für schwere Krankheiten. Auch Krebs sollte ausgerottet werden. Aber welchen Sinn ergibt die Ausrottung von Masern? Danach wird es eher noch weitere Zunahmen von Malaria, Tuberkulose, AIDS und Krebs geben.

Folgender Fall kann verdeutlichen, welcher Verlust Masern auf dieser Welt bedeuten kann:

Es ereignete sich 1971 in Uganda (64), als ein ausländisches Ärzteteam eine Krankenstation eröffnen wollte. Es erschien ein achtjähriger Junge mit einem im Gesicht wuchernden Burkitt-Lymphom (Epstein-Barr-Virus bzw. Herpes Typ 5), welcher eine Gesichtshälfte entstellt hatte und den Hals bereits mit einbezog. Der Junge wurde zunächst vertröstet, weil noch kein Arzt vom erwarteten Team anwesend war. Man versprach ihm Hilfe, er solle in einigen Wochen nochmals zur (Chemo-)Therapie kommen. Bei seiner nächsten Vorstellung war der gesamte Tumor verschwunden, komplett! Was war passiert? Inzwischen hatte er sich an Masern infiziert, durchstand die Krankheit unproblematisch und anschließend schmolz der Tumor. Masern lässt sich bewältigen, ein Herpes-Virus eben nicht, persistiert, was das Masern-Virus nur selten und nur bei immungeschwächten Personen macht. Wir tauschen akute Krankheiten ein gegen lebenslang persistierende, die uns dann auch noch Tumore bescheren können! Ist das ein Fortschritt? Dass Masern sogar einen Tumor zum Verschwinden bringen kann, wirft ein weiteres Licht auf den Unsinn des Ausrottens, denn danach haben wir eine Waffe weniger gegen den Krebs.

19. Fragen an die Impfverantwortlichen

19.1. Wie könnt Ihr es mit Eurem Gewissen vereinbaren, Impfungen der ganzen Gesellschaft aufzudrängen, ohne jemals die Auswirkungen des Impfens gegen vollständig ungeimpfte Personen verglichen zu haben? Warum lasst Ihr die Menschen seit über 100 Jahren im Unklaren, wie sich die Gesundheit nach dem Impfen verschlechtert?

19.2. Warum habt ihr es 27 Jahre zugelassen, dass eine Impfung wie die BCG gegen Tuberkulose weiterhin Neugeborenen gespritzt wurde, obgleich seit der großen Studie in Indien/ Madras (1969-1972) erwiesen war, dass die Impfung nichts nützt, sondern schädlich ist? Habt Ihr keine Achtung vor der Unreife des Neugeborenen?

19.3. Warum erweitert Ihr den Impfkalender, obgleich bis 1996 in Guinea-Bissau nachgewiesen wurde, dass bereits nach der Vierfachimpfung DTPertPol fast doppelt so häufig gestorben wurde wie ohne diese Impfung?

19.4. Wieso übergeht Ihr einfach die Widersprüche bei der Tetanusimpfung, die sich seit Behring herausgestellt haben und eine Schutzwirkung vermissen lassen?

• Keine Immunität nach Tetanus, warum nach der Impfung?

• Antikörpernachweis bei Ungeimpften in Afrika?

• Wieso Antikörper auf ein Toxin/Toxoid?
  Es geht doch nur Antitoxin?

• Tetanus in geschlossenen Wunden?

• Tetanus bei Geimpften?

• Wieso Immunglobuline als Passivimpfstoff gegen Tetanus?

19.5. Ärzte in chirurgischen Ambulanzen nötigen ungeimpften verwirrten Verletzten die Impfung mit der Androhung auf, am Tod durch Tetanus zu sterben, wenn bei Bagatellwunden nicht sofort geimpft werde. Wieso sorgt Ihr nicht dafür, dass diese Ärztegeneration besser ausgebildet

wird, mehr Achtung vor dem Kranken und ihrem Selbstbestimmungsrecht hat und stellt richtig, dass das Risiko für Tetanus im Niveau eines
„Sechser" im Lotto liegt?

19.6. Wieso habt Ihr es nötig, einzelne Schwerstkranke als Negativbei-
spiele für unvollständig geimpft vor die Kamera zu stellen, der Fernsehge-
meinde Angst einzujagen, obgleich Ihr die gesamte Liste der durch Impfungen Gestorbenen oder schwerst Geschädigten kennt?

19.7. Wieso befürwortet Ihr Impfungen nun gegen 3 Keime (HiB, Pneu-
mo-, Meningokokken) der bakteriellen Meningitis, obgleich dieses Vorgehen erwiesenermaßen nicht geeignet ist, die Häufigkeit dieser Krankheit
zu reduzieren? Es stehen doch genügend andere Bakterien in der Warte-
schleife, diese Rolle zu übernehmen.

19.8. Warum drängt Ihr Eltern Euer Impfprogramm auf, die dieses nicht
möchten und ihre guten persönlichen Gründe dafür haben, die ihren
Säugling aus eigener Verantwortung und Übersicht völlig ungeimpft lassen? Es sind Eltern, die beste Erfahrungen hier in Deutschland machen,
dass bei ihren Kindern keine Meningitis auftritt, weniger Krankheit und
weniger Entwicklungsstörungen zu sehen sind als bei den planmäßig geimpften Nachbarkindern. Ist hier und in einer Demokratie nicht Toleranz
die passende Haltung?

19.9. Wie könnt Ihr weiter behaupten, dass Impfungen völlig unbeteiligt
sind an den Allergiekrankheiten, wenn Ihr seht, dass diese Seuchen gerade mit dem planmäßigen Impfen so dramatisch zunehmen, definitiv
allergisierende Substanzen (Formaldehyd, Thiomersal, Antibiotika, Aluminium u.a.) in Euren Impfpräparaten vorkommen und Epidemiologen
anprangern, dass die Allergien mit der Rückläufigkeit der fieberhaften
Kinderkrankheiten zunehmen?

19.10. Wie könnt Ihr damit leben, dass Generationen durch Neurodermitis
entstellt werden, unter Asthma bronchiale Lebensängste erleiden, durch
Heuschnupfen sich dieser Welt entfremden, mit Autoimmunkrankheiten
unwürdig oder wie Krebskranke leben und mit Nervenkrankheiten wie
der Multiplen Sklerose dahinsiechen, wenn der Beweis kommen sollte,

dass Impfungen mit ursächlich sind und alle bisherigen Studien nur durch Trickserei diese Erkenntnis vernebeln konnten?

19.11. Was soll eine Impfung wie die HPV (humane Papilloma Viren) gegen den Gebärmutterhalskrebs, wenn die Krebsvorsorge diesen bereits erfolgreich zurückgedrängt hat? Da jede Zelle, jedes Organ krebskrank werden kann, sollen wir jetzt gegen jede Krebsart mit einer Impfung rechnen? Glaubt Ihr wirklich, dass so der Kampf gegen Krebs zu gewinnen ist? Müssen wir nicht auf ganz andere Dinge achten, damit kein Krebs entsteht? Und wie lässt sich in Zeiten angespannten Kostendrucks im Gesundheitswesen der hohe Preis vertreten, der für diese Einzelimpfung so hoch ist wie die Summe aller anderen bisherigen Impfungen zusammen? Schließlich ist noch nicht einmal gesichert, dass der gewünschte Erfolg eintritt! Es wird höchste Zeit, an mehr Nachhaltigkeit in der Medizin zu arbeiten und ganzheitliche Konzepte zur Verhinderung von Krebs zu entwerfen.

19.12. Warum veröffentlicht Ihr nicht ehrlicherweise Eure Geldzuwendungen oder Vorteile, die Euch die Pharmafirmen einräumen, damit jeder sich ein Bild von den Verflechtungen und Interessenkonflikten machen kann?
Es ist wohl jedem bekannt, dass Sponsoring nicht nur im Sport, sondern auch in der Wissenschaft und in der Medizin geschieht! Nur, dem Fußballanhänger wird mehr Spielerqualität geboten, dem Wissenschaftler mehr Forschung ermöglicht, dem Impfling aber ein Schaden für sein Leben zugefügt!

19.13. Wenn bekannt ist, dass allergisierende, krebsauslösende und wie mit Aluminium obligat toxische nervenschädliche Substanzen in Impfungen enthalten sind, wie kann dann noch ärztliches Gewissen ertragen, dass derlei Gemenge in einen Säugling oder gar in eine Schwangere eingespritzt wird?
Es wird höchste Zeit, dass sich die Verantwortlichen die Gründe pro Impfung nicht mehr allein von der CDC und den Pharmafirmen vorschreiben lassen.

Fragen über Fragen, die in Impfdiskussionen nicht geklärt werden können, weil aus Mangel an neutralen und unabhängigen Studien nur der emotionale Schlagabtausch ohne Informationswert geboten wird. Aber vielleicht stellen Sie diese Fragen bei dem nächsten Arztbesuch?

20. Literaturhinweise

(1) Die BCG- Impfstudie in Madras 1969-72 zeigte die bessere Gesundheit bei nicht geimpften Kindern; Trial of BCG vaccines in south India for tuberculosis prevention: first report, Bulletin of the World Health Organisation, 57 (5): 819-827, 1979. Die erste Veröffentlichung in Deutschland kam 1998 in Der Kinderarzt, 29 Jg. (1998), Nr.9, S. 966. Ende der Stiko-Empfehlung für BCG 3/98.3

(2) Über 1500 Kinder in Guinea-Bissau (1980-1986) erlitten durch die 4-fach Impfung (Diphtherie, Tetanus, Keuchhusten, Polio) eine beinahe Verdoppelung (80% mehr) der Todesfälle an den gängigen Krankheiten vor Ort gegenüber den ungeimpften Kindern. Bei uns wird zwar weniger gestorben nach Impfung, aber die chronischen Krankheiten nehmen entschieden zu. Aaby, P. et al.:in British Medical Journal, Bd. 321, S. 1435, 2000.

(3) Einen Überblick über die gute Gesundheitslage bei ungeimpften Kindern können Sie unter impfkritik@salzburg.co.at erfragen oder direkt nachsehen in www.impfkritik.de

(4) siehe unter (48)

(5) siehe in Aegis impuls Nr. 25, 1.Quartal 2006, S.12-18 mit umfangreicher Literatur zu dem Thema.

(6) Koskiniemie, M. et al: Epidemiology of encephalitis in children. A prospective multicentre study. Eur. J. Pediatr. 1997, 156(7): 541-545.

(7) Ungeimpfte Personen in Mali/Afrika wiesen Tetanus-Titer auf, die bei uns als Schutz angesehen werden. Ehrengut, W. et al., Immun Infect 11, 229-232, 1983

(8) Braun, A., Heuschnupfen und Impfung. Jahrbuch Band 2 (1995), Karl u. Veronica Carstens-Stiftung. Hippokrates Verlag.

(9) Arznei-telegramm (AT) 4/2007, 38.Jg., 31.3.2007

(10) siehe in (35) und (36)

(11) 3/4 der Wissenschaftlichen
Forschung durch Pharma-
gelder gesponsert, massiver
Einfluss der Pharma (SZ,
Nr.113, 19.5.2005, S.10);
70% der Ärztegremien, die
Behandlungsleitlinien er-
stellen, sind von der Phar-
ma beeinflusst (in Nature,
Bd.437, S.1070, 2005)

(12) In drei Viertel der von der
Pharmaindustrie finan-
zierten klinischen Studien
werden von den Firmen
bezahlte Mitarbeiter, in der
Regel Statistiker, verschwiegen. (siehe in SZ Nr. 13 vom
17.1.2007, S. 16.)

(13) Graf, F.: Homöopathie und
die Gesunderhaltung von
Kindern und Jugendlichen,
Sprangsrade-Verlag, Ascheberg, 2003 (Hier im Impf-
kapitel S. 91-122 weitere
Informationen und Litera-
turhinweise zu dem Thema)

14) Graf, F.: Konzept der
Gesunderhaltung oder wie
reduzieren Sie das Risiko
Krebs, Sprangsrade Verlag,
24326 Ascheberg

(14b) Siehe Beispiel der
Borreliose in (14)

(15) Graf, F.: Nicht impfen – was
dann? Sprangsrade Verlag,
24326 Ascheberg

(16) Hepatitis B durch Gelbfieberimpfung: Findlay G.M.
et al.: Jaundice following
yellow fever immunisation,
Lancet 1943,/I, 678

(17a) Krebs durch Viren in der
Polioimpfung: Butel, J.,
Journal of the national
cancer institut, London,
Ausgabe 1/1999

(17b) Leberkrebs durch Viren
in Blutpräparaten: Deut-
sches Ärzteblatt 96, Heft 4,
29.1.99, Seite A 156.

(18) HIV und Polio in gemeinsa-
mer Verbreitung? AT 10/92,
S.104; sowie in SZ Nr. 279,
2.12.99, S. 16: Nebenwir-
kung AIDS

(19) Allergien werden vorwiegend durch die Psyche
moduliert. Deutsches
Ärzteblatt Jg.100, Heft 37,
12.09.2003, S. A2334.

(20) Zunahme von Krebs bei
Kindern in Europa: Deut-
sches Krebsregister im
Deutschen Ärzteblatt Jg.
102, Heft 20, 20.5.2005, S.
A1421-1422

(21) Die Sechsfachimpfungen
und die Todesfälle zwischen
2000 und 2003. Zusammen-
fassung in Aegis Impuls
Nr.24, 4/2005, S.12-17.

(22) Kinder und Jugendarzt, Jg.34 (2003) Nr 8, „Todesfälle im Zusammenhang mit der Sechsfachimpfung".

(23) Hahnemann, S., Organon der Heilkunst, Ausgabe 6 B, Haug-Verlag, Heidelberg 1974

(24) Homöopathie. Ortega, Sanchez: Anmerkungen zu den Miasmen oder chronischen Krankheiten im Sinne Hahnemanns, Haug Verlag, Heidelberg, 2. Auflage, 1984.

(25) Coulter, H., Fisher, B.I.: DTP - a shot in the dark; Warner Books, New York, 1985, übersetzt „Der Schuss ins Dunkle", Barthel&Barthel Verlag, 82335 Berg

(26) Der Lübecker Impfunfall in Petek-Dimmer, A.: Kritische Analyse der Impfproblematik, Band 2,Verlag Aegis Schweiz, Littau, 2004/05, S.238

(27) Tetanus ohne Wunden in Petek-Dimmer, A.: Kritische Analyse der Impfproblematik, Band 1.,Verlag Aegis Schweiz, Littau, S.355-388

(28) Todesrate bei Tetanus, siehe in (27)

(29) Firma Berna (CH): Tetanus nicht im gesunden Gewebe, siehe in (27)

(30) Tetanusimpfherstellung siehe in (27)

(31) Tetanus und Beta-HCG in Afrika: in Petek-Dimmer, A.: Kritische Analyse der Impfproblematik, Band 1, Seite371-372

(32) 5-7% Todesfälle durch Diphtherie in Sitzmann, F.C. et al.: Impfungen- aktuelle Empfehlungen, H. Marseille, München 1998

(33) wie in (34) S. 76 1, S.76

(34) Diphtherie gleicher Rückgang in Ländern geimpft wie ungeimpft in Petek-Dimmer, A.: Kritische Analyse der Impfproblematik, Band 1, S. 68

(35) Zu der Meningokokkenimpfung siehe im AT Jg.37, 11/2006, S.100-101

(36) Zu der Pneumokokkenimpfung siehe im AT Jg.37, 10/2006, S. 87-89

(37) Masern in Alaska: Arenz, S., im Dt.Ärzteblatt Jg.101, Heft 26, 25.6.2004, S.A1895

(38) SSPE häufiger durch Impfungen: Dyken, PR, et al., Ment Retard Dev Disabil Res Rev 2001; 7(3): 217-225

(39) Rötelnerkrankungen nach Röteln und nach Rötelnimpfung, Petek-Dimmer, A.: Kritische Analyse der Impfproblematik, Band 1, S.348.

(40) FSME-Impfung macht mehr Probleme als die Krankheit, siehe in arznei-telegramm 6/1991,S.50

(41) Albonico, H.-U., Hirte, M.: Impfungen - ein weiter-hin ungelöstes Problem; SchwzÄz, Nr.2 (2005), 86, S. 1202-1215

(42) Deutsches Ärzteblatt Jg. 103, Heft 50, 15.12.06, S.A3384-A3388

(43) AT 2006, Jg. 37, Nr.12, S.117-119, HPV Impfstoff Gardasil®.

(44) Deutsches Ärzteblatt, Jg. 104, Heft 7, 16.2.2007, S. A386

(45) Grippe und Ansteckung, das Mysterium Schnupfen; SZ Nr.39, 17.2.2005, S.11

(46) Vorteile der Grippeimpfung werden überschätzt: Studie Uni Seattle 1995-2003 an über 72.000 älteren Men-schen über 65 Jahre Alter, die zu 2/3 geimpft; SZ, Nr.3 vom 4.1.2006, Seite 9

(47) Buchwald, G..: Impfen – das Geschäft mit der Angst; Droemer Knaur, Lahnstein, 2. Aufl., 1994

(48) Pockenimpfung siehe SZ Nr. 15, 20.1.2003, S. 2; SZ Nr.31, 7.2.2003, Seite 33 und AT Jg.33, (2002), Nr.12, S.127.

(49) Rotavirusimpfung und CDC, Patentbeteiligung eines Mitglieds, in Aegis Impuls, Nr.28, 4. Quartal 2006, S. 49-55

(50) Epidemiologisches Bulletin RKI, Nr.32, 237, 1999

(51) RKI Ratgeber Infektions-krankheiten, Redaktion des Epidemiologischen Bulle-tins, Berlin, aktualisierte Fassung 2/2005

(52) Petek-Dimmer, Kritische Analyse der Impfproblema-tik, Band 2, S.191-222

(53) Graf, F.P.: Kritik der Arz-neiroutine bei Schwangeren und Kleinkindern, Sprangs-rade-Verlag, 24326 Asche-berg

(54) Kein Rückgang von bak-terieller Meningitis durch Impfungen (siehe in (6))

(55) Masern auch bei Masern-Geimpften; Bericht über die Masern -Epidemie im Wallis, Schweiz, Frühjahr 2003; Schweizerische Ärzte-zeitung 2003, 84, Nr.27, S. 1439-1443.

(56) Hirte, M.: Impfen - Pro und Kontra; Verlag Knaur, Mens Sana, München, 2000

(57) Ehgartner, Bert: „Dirty little secret - die Akte Alu-minium; Verlag Ennsthaler, Steiyr (A), 2012

(58) SZ Nr. 56, 9.3.2011, S.16

(59) Meldungen des Paul-Ehr-
lich Instituts (PEI) von
„Verdachtsfällen für Tod
nach Impfungen

(60) Graf, F.: Homöopathie und
die Gesunderhaltung von
Frauen, Sprangsrade-Verlag,
6/2014, S. 82

(61) Prof. H.W. Doerr, Virologe,
Universität Frankfurt in
FAZ vom 24.11.09

(62) Iwane MK et al. „Popula-
tion-based surveillance for
hospitalisations accociated
with respiratory syncyti-
al virus, influenza virus
and parainfluenza viruses
among young children",
Pediatrics 2004;113 S.1758-
1764

(63) arznei-telegramm 2013; Jg.
44, Nr. 9, S.76-77

(64) SZ Nr.249, 28.10,2011, S.20 -
Bericht aus Lancet 1971

21. Weiterführende Literatur

Buchwald, G.: Impfen – das Geschäft mit der Angst; Drocmer Knaur, Lahnstein, 2. Aufl., 1994, der beste Einstieg in das Thema!

Buchwald, G., Delarue, Simone: *Impfschutz - Irrtum oder Lüge?*

Coulter, H.L./G. Buchwald: *Impfungen, der Großangriff auf Gehirn und Seele*

Delarue, F. + S.: *Impfungen - der unglaubliche Irrtum* (Verlag Hirthammer, München)

Hirte, M.: *Impfen – Pro und Kontra*; Verlag Knaur, Mens Sana, München, 2001

Petek-Dimmer, A.: *Kritische Analyse der Impfproblematik*, Band 1, Band 2, Verlag Aegis Schweiz, Littau, 2004/05. Das informativste Werk!

Graf, F.: *Nicht impfen – was dann?* Sprangsrade-Verlag

Graf, F.: *Kritik der Arzneiroutine bei Schwangeren und Kleinkindern* Sprangsrade-Verlag

Graf, F.: *Homöopathie und die Gesunderhaltung von Kindern und Jugendlichen* Sprangsrade-Verlag

Graf, F.: *Homöopathie und die Gesunderhaltung von Frauen* Sprangsrade-Verlag

Graf, F.: *Konzept der Gesunderhaltung - oder wie reduzieren Sie das Risiko Krebs*, 2006 Sprangsrade-Verlag

Tel.: 045 26-38 07 03
Fax: 045 26-38 07 04
Hof Sprangsrade
24326 Ascheberg
e-mail: verlag@sprangsrade.de
Website: **www.sprangsrade.de**

22. Adressen, Links

**Empfehlenswerte Impfkritik-
unterstützung und Information:**

Impfnachrichten,
Pirolverlag, Postfach 1210,
85066 Eichstätt,
Fax.: 084 21-9 97 61
e-mail: info@pirolverlag.de

EFI Deutschland,
Eltern für Impfaufklärung,
A. Kögel-Schauz,
Sankt-Stefan-Str. 31
86316 Augsburg,
www.efi-online.de,
efi@efi-online.de

AEGIS Österreich,
A-8563 Ligist 89,
Tel. (0043) 3143297313,
Fax (0043) 314329734
www.aegis.at
e-mail: info@aegis.at,

Schutzverband für
Impfgeschädigte e.V.
Geschäftsstelle
Beethovenstr. 27
58840 Plettenberg
Tel.: 023 91 - 1 06 26
Fax: 023 91 - 60 93 66
e-mail: SFJ-EV@t-online
www.impfschutzverband.de

Weitere Titel von Dr. Friedrich P. Graf

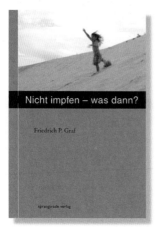

„Nicht impfen - was dann?"
Wer sich gegen das Impfen entscheidet,
sollte die besseren Alternativen kennen und
berücksichtigen können.

Ab 1. September 2008 neu erschienen. Der
"Bestseller" von dem bekannten Homöopathen
und Impfkritiker Dr. Friedrich P. Graf in der
Neuauflage. Aktualisiert und erweitert, hat
sich der Umfang der Broschüre auf Grund der
immer relevanter werdenden Thematik mehr als
verdoppelt.

Wegweiser für die Gesunderhaltung
Impfungen sind verzichtbar! Die Besinnung
auf die selbst zu gestaltenden Möglichkeiten
optimaler Gesundheitsförderung zeigt den
Eltern die Alternativen auf. Noch können
sich Eltern erlauben, die ersten vier Lebensjahre ihres Kindes alleine zu gestalten.
Diese Jahre sind für die Zukunft des Kindes
entscheidend und sollten nicht aus der
Hand gegeben werden

Hinweis:
Ärzte entscheiden nicht über Impfungen sondern empfehlen diese und halten
sich in Deutschland an die Vorgaben der
Stiko (Ständige Impfkommission,Berlin,
Robert-Koch-Institut). Impfungen sind
Körperverletzungen, für die Einwilligung
gegeben werden muß. Es entscheiden Sie,
die Betroffenen, nachdem Sie durch Aufklärung über Nutzen und Risiken informiert
worden sind. Impfungen sind freiwillig!
Der Arzt hat das Selbstbestimmungsrecht
des Patienten zu achten (§ 1 der Berufsordnung der deutschen Ärzteschaft!). Die
individuelle Entscheidung für sich und Ihre
Kinder keine Impfungen anzunehmen, ist
zu respektieren! Mit dieser Schrift möchte
ich den Ängsten und Verunsicherungen ent-
gegentreten, die den Impfgegnern oft und
unnötigerweise von ärztlicher Seite gemacht
werden. Mit Umsicht und Selbstverantwortung kann man durchaus und mit vielen
Vorteilen ein impffreies Leben wagen! Nur,
es verlangt von Ihnen Initiative und Durch-
halte- vermögen, Sie müssen es wollen!

1. Einleitung
a) Durch die Broschüre über „die Impf-
entscheidung" und die Darstellung der in
der Praxis zu beobachtenden Folgerschei-
nungen nach Impfungen sind unzählige
Anschlußfragen an mich herangetragen
worden. Diese Gespräche nehmen inzwischen einen nicht unbeträchtlichen Raum
in der Praxis und am Telefon ein. Diese
Broschüre soll nun die häufigsten Fragen
und berechtigten Unsicherheiten einer Vorstellung, ohne Impfungen heute leben zu
wollen, behandeln.

Die Vertiefung in diese Angelegenheit,
ein impffreies Leben zu wagen, lohnt. Das
zeigt die Praxis und Beobachtung der so
gedeihenden Kinder, die weitgehend frei
oder freier von dem chronischen Krankheitsspektrum unserer Zeit aufwachsen.
Impfungen sind ein klassisches Instrument
einer gesellschaftlich organisierten Fürsorge, eine Krankheitsvermeidungsstrate-

gie. Darüber hinaus geht die individuelle Fürsorge, die Gesunderhaltungsstrategie der Eltern sich selbst und ihren Kindern gegenüber. Idealerweise sollten beide Strategien kompatibel und miteinander zu verbinden sein. Sie sind es leider immer weniger. Impfungen machen obligat krank! Wie sehr, das ist zu einer Frage der feineren Beobachtung, des genaueren Hinsehens und der Biografiearbeit an jedem Kranken in unserer Zeit geworden und sofern man sich darauf einlässt!

Die moderne Wissenschaft kennt immer noch nicht das dynamische Abwehrsystem, in das es hineinspritzt. Ihre Statistiken sind anonym, aber helfen keineswegs in der individuellen Beratung. Denn eines muss festgehalten werden: in einem gut genährten, gut familiär versorgten und behüteten Kind gibt es die geringsten Gefahren für Krankheiten mit Komplikationen.

Daher geht es mir nicht einfach um die Frage: „impfen - ja oder nein?", sondern jeder einzelne kann für sich und seine Angehörigen eine Menge aktiv tun, damit das Leben ohne Impfungen nach menschlichem Ermessen vorteilhafter verläuft.

Impfungen sind ein Angebot, das man bei Bedarf nutzen kann - aber nicht muss!

Bei den hier behandelten Ausführungen über alternative Möglichkeiten werden Angebote zu denken gegeben, die bewusst überzeichnet sind. Manches klinge dem Leser zu idealisieren oder unzeitgemäß. Das mag aber auch einen Hinweis geben, wie sehr wir uns durch moderne Lebensumstände unbewusst in Gefahren begeben haben.

Ungewöhnliche Entscheidungen führen zu ungewöhnlichen Wegen und bringen Konfrontationen. So anstrengend das sein mag, es ist ein Teil einer individuellen Abwehrsteigerung und eines Selbstbewusstseins-

gewinnes. Das Ziel könnte ein authentischeres, bewussteres Leben sein, so wie es Kinder uns vormachen. Dann entfallen immer mehr innere Gründe für schweres Kranksein. Buch: 19,90 Euro

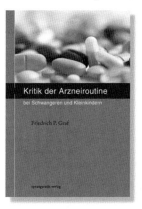

„Kritik der Arzneimittelroutine bei Schwangeren und Kleinkindern"
Medizin ist heute fest in der Hand der Wirtschaft. Medikamentenumsätze steigen, wenn gesunde Menschen zu Patienten gemacht werden. Die Methode ist das Androhen von Gefahren und das Produzieren von Ängsten, die zur Vorsorge mahnen. Nur so lässt sich verstehen, warum gesunde Schwangere und Kleinkinder heute mehr Arzneien nehmen als jemals zuvor. Jede einzelne Verordnung wird als unerlässliche Notwendigkeit herausgestellt. Mit Folsäure, Jod, Magnesium, Eisen und mit Vitamin K, Vitamin D und Fluor starten Menschen heute in ihr junges Leben. Hinzu kommen unzählige Impfungen in routinemäßiger Systematik. Wie soll ein Kind da noch gesund bleiben können? Wo bleibt die Verantwortung für die Zukunft unserer Kinder? Auf alle Routineverordnungen kann verzichtet werden, keine einzige ist zwingend notwendig! Dieses Buch klärt auf, wo der Sinn und der Unsinn dieser Arzneigaben liegt. Danach möge jeder für sich selbst entscheiden. Buch: 18 Euro

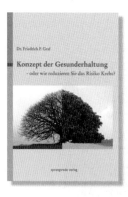

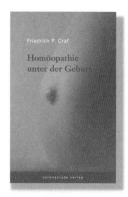

**„Konzept der Gesunderhaltung
-oder wie reduzieren Sie das Risiko Krebs"**
Mit den Fortschritten der modernen
Medizin werden akute Krankheiten kaum
mehr zugelassen. Man hat keine Zeit,
krank zu sein! Langfristig kann diese
Einstellung böse Folgen haben. Gerade die
Gesellschaften der Industriestaaten leiden
zunehmend unter chronischen, unheilba-
ren und nur unterdrückbaren Krankheiten.
Das sind die Allergien, das Rheuma, die
Autoimmunkrankheiten und am Ende der
Krebs. Diagnostik und Reparatur werden
weiter entwickelt, Konzepte zur Verhinderung fehlen jedoch! Das liegt an dem
mangelnden Wissen über die Ursachen und
den wirtschaftlichen Interessen. Handlungsbedarf besteht heute, denn Krebs
nimmt ungebremst zu.

Mit ganzheitlichen Ansätzen können
Übersicht geschaffen und Konsequenz
eingeleitet werden. Eine Analyse aller
die Gesundheit heute beeinträchtigenden
Faktoren und eine ganzheitliche homöopathische Betrachtung zeigen plausibel
auf, wo der „Hase im Pfeffer" liegt. Von
Schwangerschaft und Geburt an und zu
jeder Lebenszeit können die Weichen für
die Zukunft anders gestellt werden. Man
sollte wissen, welche Weichen!
ISBN 3-934048-02-1, 144 Seiten,
14,90 Euro

„Homöopathie unter der Geburt"
Das Thema Homöopathie unter der Geburt wird in diesem umfangreichen Werk
vertieft. Es bietet eine gut strukturierte
und breite Übersicht über den Einsatz
homöopathischer Arzneien unter der Geburt, wie sie auf dem Buchmarkt derzeit
wohl nicht zu finden ist. Das Buch richtet
sich an bereits mit der Homöopathie ver-
traute, Hebammen und Geburtshelfer.
ISBN 3-934048-00-5, 33 Euro

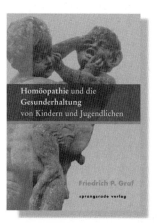

**„Homöopathie und die Gesunderhaltung
von Kindern und Jugendlichen"**
Die gesundheitliche Zukunft unserer Kinder ist alles andere als rosig: Mehr als jedes
zweite Kind wird schon heute

zum Allergiker mit den verschiedensten Ausprägungen. Diese neuen „Seuchen" erfordern eine frühe Vorsorgestrategie zur Verhinderung. Das benötigen wir auch für das Übergewicht, den Bluthochdruck und für die Krebszunahme oder für die Suchtgefährdung, die Konzentrations- und Bewegungsstörungen, die heute so viele Kinder zu Patienten werden lassen. Die Wurzeln dieser chronischen Störungen liegen im Lebensbeginn! Wenig ist über Ursachen bekannt. Nur, wenn alles so weiter läuft, kann jeder sich ausrechnen, wie sehr auch seine Kinder als Patienten heute und in Zukunft von der konventionellen Medizin abhängig werden! Diagnostische Methoden werden stets verbessert, Heilung indes immer unwahrscheinlicher!

Die Homöopathie bietet einen anderen Weg, den der Optimierung der eigenen Fähigkeiten, das Leben zu meistern! Verlässlich wird die eigene Lösung von gesundheitlichen Problemen, so wie diese in der Kindesentwicklung altersgemäß auftreten. Durch die Hilfe zur Selbsthilfe wachsen starke Persönlichkeiten heran. Verlangt es in heutiger Zeit doch einigen Mut und Selbstbewusstsein, von den vorgezeichneten Pfaden abzuweichen und sich andere Vorsorge zu leisten. Mit diesem Ratgeber soll ein ganzheitliches Konzept angeboten werden, um von Schwangerschaft und Geburt an die Gesunderhaltung heute und für die Zukunft erfolgreich zu gestalten!
ISBN 3-934048-01-3, 814 Seiten, 69 Euro

Bestellung:
Sprangsrade Verlag,
Sprangsrade, 24326 Ascheberg
Tel.: 0 45 26 - 38 07 04,
Fax: 0 45 26 - 38 07 03,
www.sprangsrade.de
verlag@sprangsrade.de

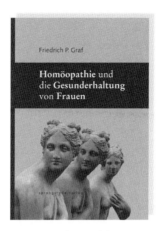

Friedrich P. Graf

Homöopathie und die Gesunderhaltung von Frauen

„Homöopathie und die Gesunderhaltung von Frauen"
Frauengesundheit ist heute bedroht von Hormonverordnungen, vielen unnötigen Arzneigaben, Impfungen, Unterdrückungsbehandlungen und unzähligen Umweltgefahren. Die konventionelle Medizin handelt wirtschaftlich orientiert und bezogen auf die individuelle Gesunderhaltung konzeptlos. Dadurch nehmen die chronischen Leiden bei Frauen zu bis in das Desaster der Krebserkrankung. Die Homöopathie bietet ein Konzept aus der Erfahrungsmedizin an, wie Frau ohne die Schulmedizin gesund bleiben kann, wie langfristig chronische Krankheiten und das Krebsleiden seltener und unbedeutender werden. Dieser Weg richtet sich zwar gegen den Mainstream, ist aber für jede einzelne Frau vorteilhafter. Hierauf konzentriert sich dieses Buch.
ISBN 987-3-934048-06-5,
736 Seiten, 69 Euro